なぜ水素で
細胞から若返るのか

抗酸化作用とアンチエイジング

辻 直樹
Tsuji Naoki

PHP新書

《はじめに》

「水素は病気を治しますか？」

「水素でがんは治りますか？」

「水素水は美容にいいですか？」

私が「水素治療」を行なっていることを知ると、多くの方からこのような質問をされます。


巷《ちまた》に溢れる「水素」関連の商品が、そのような謳《うた》い文句を掲げているからなのでしょう。

しかし、これらの質問に対する答えは、すべて「NO」です。

「水素」は決して万能薬ではありません。水素には、病気を治す作用や、体内をリセットする力があるのか、いまのところ確証はありません。

本書に『なぜ水素で細胞から若返るのか』というタイトルを付けながら、身も蓋《ふた》もない話から始めてしまいましたが、「水素」を語るうえで非常に重要なことだけに、最初に述べさせていただくことにしました。

「水素」の力が働くのは、身体を衰えさせる「悪玉活性酸素」を除去すること、いわゆる抗酸化作用だけが確認されています。

抗酸化——つまり「酸化」を防ぐこと。たったそれだけです。

たしかに、「たったひとつの作用」ではあります。

ですが、「酸化」を防ぐことは、私たちの身体のなかで起こる不調や老化の根本原因を断ち切る方法の重要なひとつだと考えられるのです。

リンゴを半分に切って放置しておくと、切り口が茶色に変色していきます。

それと同じことが、私たちの身体のなかでは刻一刻と進行しています。呼吸で酸素を取り込んでいる私たちの身体は、つねに「酸化」とのせめぎ合いをしながら活動しているのです。

「酸化」したリンゴが瑞々《みずみず》しさを奪われ、果実としてのおいしさを失っていくように、私たちの身体が老朽化し、六十兆個もの細胞の新鮮さが失われていく。

ご自身の身体が「酸化」したリンゴのように、徐々に萎《しな》びていくことを想像してください。

肌のハリが奪われ、髪のツヤが失われ、足腰の動きが悪くなり、さまざまなところに痛みが出る。さらには、内臓や血管に疾患が見つかる。老化するということは、見た目の問題とともに、リンゴの味が悪くなっていくように、身体の機能が衰え、痛みや病気が生じるということなのです。

つまり、「酸化」を防ぐことができれば、老化を抑制し、病気を予防することが可能だということです。

だとするならば、抗酸化作用の高い食品を食べれば、わざわざ「水素」を使う必要はないのでは、と考える方もいるでしょう。たしかに果物や野菜、豆類など、抗酸化効果が期待できる食材もあります。そうしたものを食べることは、アンチエイジングのひとつになる可能性はあります。

しかし、さまざまな研究を重ねていくと、「水素」以外の抗酸化作用は、「善玉活性酸素」と呼ばれる、人間が活動するために必要な、よい活性酸素まで除去してしまうことがあるのです。副作用なく悪玉活性酸素だけを除去できるのは、現時点では「水素」だけだといわれています。「水素治療」が究極のアンチエイジングだといわれる所以《ゆえん》が、ここにあるのです。

さらに、「水素」が活性酸素の発生を抑えることによって、体内で起こるさまざまな「炎症」が抑止され、組織や細胞、血管などが「糖化」するのを防ぐことができます。体調が悪くなるとき、どこかが痛むとき、体内では「酸化」「糖化」「炎症」が起きています。この三つの劣化作用を放置しておけば、細胞も臓器も老化の一途をたどってしまうわけですが、「水素」を使えば老化を抑制することが可能なのです。

ところで、「水素治療」と聞いて、みなさんはどのようなイメージを持たれるでしょうか。多くの方が、「水素水」を飲むことだと思われているかもしれません。

たしかに、水素水を飲むことで体内に「水素」を取り入れる方法もありますが、治療法はそれだけではありません。「水素治療」は、「水素分子を使った治療」のことをいいます。最近は、点滴、内服、注射、外用など、さまざまな方法で「水素」を利用することができるようになってきました。

そのおかげで、「水素治療」の幅は徐々に広がりを見せています。

皮膚で起こる「炎症」には外用薬を使い、筋肉の痛みや「炎症」には局部注射を、身体全体のコンディションを整えるためには点滴といったように、作用させたい場所や症状に合わせて「水素」の使用方法を変えることで、より効果的に治療することができる可能性があるのです。

「水素治療」の抗酸化作用は、結果としてさまざまな症状や疾患に対して、よい影響を与えます。アレルギー症状を抑えること、動脈硬化の発症を抑制すること、パーキンソン病の痛みや症状を改善することなどについては、すでに多数の臨床報告がなされています。

また、がん、脳梗塞《こうそく》、糖尿病、リウマチ、変形性関節症、肩こり、腰痛などの患者さんに「水素治療」を行うと、症状が軽減され、治癒《ちゆ》の方向に向かいやすくなることも、臨床で確認されています。

「抗酸化」作用しかない「水素」ですが、その質の高い抗酸化力が私たちの体内にもたらす素晴らしい影響には、計り知れないものがあるのです。

ただし、「水素治療」を行えば、すべてがうまくいくというわけではありません。どんなに「水素」が素晴らしい抗酸化力を発揮したとしても、その力以上の悪玉活性酸素が体内で発生していれば、すべてを浄化することはできません。処理しきれなかった悪玉活性酸素は細胞や組織を酸化劣化させ、「炎症」と「糖化」への呼び水となり、細胞は障害を負い、身体は衰えてしまいます。

「水素治療」は、正しい知識と技術を持った医師であれば、さほど難しい施術をするわけではありません。何らかの方法で、「水素」を体内に入れてあげればよいだけですから。ただし、「水素」の抗酸化作用を効率的に作用させるためには、できるかぎり悪玉活性酸素を発生させないことが重要になるのです。この点を正しく理解せずに、「水素」にまつわる商品をいくら使用しても、おそらく意味のある効果は出ないでしょう。また、研究データのようにうまくいかないのも臨床の不思議なところで、実際の治療においては、研究とはまったく違う結果になることもたくさんあります。

「水素」をたんに取り入れるだけでなく、日々の生活習慣や食事の指導も含めたトータルな指導があってこそ、「水素治療」は成立するのです。

ですから本書でも、実際に「水素」を使って治療をする方法論については、さほど多くのページを割《さ》いてはいません。「水素」がアンチエイジングにとって最良のアイテムであることは、わかりきっているからです。

それよりもむしろ、「酸化」「糖化」「炎症」をできるだけ軽減し、真のエイジングコントロールを行うための手法を知ってもらうことがなにより重要だと考え、〝辻流〟エイジマネージメントの技術を余すことなく伝えることに尽力しました。

「水素」の話が出てこないじゃないか、という印象を持たれるかもしれません。しかし、そうではないのです。「水素」は悪玉活性酸素による「酸化」を防ぐために使うものです。その「水素」の力を十二分に発揮させるためには、体内に〝毒〟を貯め込まない生活習慣こそが不可欠なのです。

加齢のスピードは世の中のすべての人間、誰に対しても等しく、一年に一歳ずつ歳を重ねます。しかし老化のスピードは千差万別、人それぞれです。老化ストレスを減らし、細胞が成長するための因子を増やすことによって、老化を抑制し、エイジングコントロールすることが可能になるのです。

「生」あるかぎり、健康で潑剌《はつらつ》とした生活を送りたい、若々しい肉体を維持したいと考えている方にとって、本書が最良の〝健康バイブル〟となり、みなさんのアンチエイジングを支える助力となれれば、著者としてこれに勝る喜びはありません。

では、究極のアンチエイジング生活を、いまこのときからスタートさせましょう。

二〇一六年七月

辻　直樹

企画協力＝上田純子
編集協力＝鹿住真弓

なぜ水素で細胞から若返るのか

目次

《第三章》

細胞の老化と肉体の老化。

《第四章》

「生」と「執着」への断捨離を。

《第五章》

水素治療を始める前に。

《第六章》

「水素」は何に効くのか。

第一章

キレイに老いて楽に死ぬ。

「不老不死」は究極の幸せか、それとも永遠の不幸か

あなたは「不老不死」を望みますか？

「水素治療」の本の冒頭で何を唐突に、と思われたでしょうか。しかし「水素治療」を語るうえで、不老不死の思想をお話しすることには意味があります。少しだけ哲学的な話におつき合いください。

私たちは、「人が永遠の命を持たない」ことを科学的に知っています。年齢とともに「老化」という名の衰えが起こり、人間の器《うつわ》となる身体そのものが弱っていくことも経験的に理解しています。

老化は人に「死」への恐怖を与えます。「いつ死ぬのだろう」「何歳まで生きられるのだろう」……そう考えると居ても立ってもいられなくなる、とおっしゃる方もいます。

人類は昔から、「不老不死」を望み続けてきました。古くは古代メソポタミアのギルガメシュ王（在位：紀元前二六〇〇年ごろ?）や、秦の始皇帝（紀元前二五九～紀元前二一〇年）をはじめ、多くの権力者が不老不死の可能性を信じ、あらゆる手を尽くしてきました。そこに

は、現世でやらねばならないことが残されているという使命感、自分が生き続けることで世界を変えられるという自尊心があったのでしょうか。もっとも大きな理由は、死への恐怖だったのかもしれません。

今日に至るまで、不老不死の秘薬を手に入れた者はいません。ですから、この世に「生」を享《う》けた瞬間から、人は「死」への恐怖と闘い続けながら「生」を歩んでいるともいえるのです。

現代の世にも、「死なないこと」を望む人は確実に存在します。人類の永遠の夢であり、希望なのでしょうか。

最近も、アメリカの著名な投資家が「死」と闘うことを公言し、「不死プロジェクト」に多額の投資をしていることや、将来、自身の遺体を冷凍保存する契約を結んだことが話題となりました。彼がなぜ不老不死を望むのか、冷凍保存した身体で未来の世界に蘇《よみがえ》りたいと考えるのか、私には理解ができませんが、それが彼の願いであり、希望であるなら、否定するつもりは毛頭ありません。

しかし反対に、人類が永遠に生きることのできる時代がやってきたときに、それを望む人がどれだけいるのでしょうか。「期限のない生」のほうが、私には恐ろしく感じてしまいます。

「クオリティ・オブ・ライフ」と「クオリティ・オブ・デス」

読者の方のなかには、

「自分は永遠の命や若さなど望んでいない。死を受け入れている」

とおっしゃる方もいるかもしれません。

でも、少し考えてみてください。

健康診断を受けていませんか？　病気になったら薬を飲みませんか？　予防接種をしてきませんでしたか？　サプリメントやダイエット食品を口にしたことはありませんか？　人によっては、手術の経験がある方もいるかもしれません。

そうした健診や治療は、「少しでも長く生きたい」気持ちから受けているものではないでしょうか。

こういう話をすると、「辻先生は、医療を否定するのですか？」と質問されることがありますが、私は、決して健診や治療を否定する者ではありません。かつては救急救命で生死をさまよう患者さんにたくさん接してきましたし、専門である整形外科では多くのアスリートや身体の不調に悩む方の治療を行なってきました。治療を行なってきたことに対する私の気持ちには、一点の曇りもありません。

日本における医者は、つねに「延命」がテーマです。患者を死なせることは、医者としてもっとも恐れなくてはならない結末であり、その結末を一分一秒でも先に延ばすために治療をすることが医者の務めであると、日本の大学の医学部ではいまも教えているはずです。

ただ、「予防医学・抗加齢医学」と出合ったことがきっかけで、私自身が医者としてなすべきことは、「長生きする」ことをサポートするのではなく、「質の高い生」を提供することではないかと思うに至りました。

「水素」には、身体を細胞から解毒する力があります。「身体が錆《さ》びる」という言い方がよく用いられますが、まさに言い得て妙。老化は身体が錆びることであり、「水素」はその錆《さび》がつかないようにする有能な力を持っているのです。

人の身体を老化させる大きな敵は、「酸化」「糖化」「炎症」です。これらが細胞そのものを錆びさせ、器としての身体を蝕《むしば》み、病気や老化へと導く諸悪の根源であることは、少し勉強している医学者であれば、誰もが知っていることです。

なかでも、もっとも身体に悪影響を与えているのが「活性酸素」です。その活性酸素の解毒に高い有効性を示すのが「水素」であることが、ここ十年で証明されつつあります。「水素」は究極の抗酸化物質であり、細胞レベルの解毒を助ける優れた力を持っています。つまり、「水素治療」を行うことで、身体の「老化」を抑制することが可能だといえるのです。

不老不死は永遠の命を望むことです。しかし、そこに「命の質」は語られていません。たくさんのチューブを身体に装着され、ベッドにくくり付けられてまで「生」に執着することは、私には幸せだとは思えません。「死」を迎えるそのときまで、幸せを感じられる生き方をしたいと思いませんか?

こうした考えは、「クオリティ・オブ・デス（死の質＝QOD）」と呼ばれるようになってきました。

人間らしい幸福な生活のあり方の指標となる「クオリティ・オブ・ライフ（生活の質＝QOL）」に対し、「死」に向かうまでの生活の質や、死のあり方を示すものです。

自分にとって最高の「クオリティ・オブ・デス」を迎えることが私の目標であり、治療の目的です。まさに「不老不死」の対極にあるもの、それこそが、この本で紹介する「水素治療」ということになるのです。

ある程度の準備をすれば、質のよい「死」は迎えられる

では、よい死に方とはどのようなものでしょうか？

この質問への回答として、よく言われるのが「ピンピンコロリ」という表現です。「昨日まで元気だった高齢者が、苦しむことなく息を引きとった」という話には、羨望《せんぼう》の眼差《まなざ》しが集まるものです。

実際、私のクリニックに通われていた某大企業の元会長は、九十歳を超えても第一線で活躍しておられました。もちろん重要な業務をこなしていたわけではないのでしょうが、これまでの人脈を活かし、会社のために日々たくさんの方々と会っていらっしゃいました。ところがある日、本当に突然、心臓が停まって亡くなられました。

当然、家族も社員も追悼《ついとう》の意を表し、涙しました。しかし、「死」を受け入れるだけの準備は、誰もができていたのでしょう。奥様はいまも私のクリニックの患者さんですが、「飛ぶ鳥あとを濁《にご》さず、ではありませんが、身辺もきれいに整理されていて、残された者はただただ、冥福《めいふく》を祈るだけでした」とおっしゃっていたのが印象に残っています。

もし、この元会長が五十代、六十代であったら、同じようになっていたでしょうか。本人も、まさかご自身の心臓が突然停まるとは思っていないでしょうから、後悔がたくさん残ったはずです。会社では、人事に始まり、社外への対応、やりかけのプロジェクトの引き継ぎなどに大わらわ。家族の悲しみにも、計り知れないものがあったでしょう。奥様にとっても、夫を失った苦しみは、それからの残りの人生に長くのしかかってくるものであったはずです。

ある一定の年齢を超えて、突然「死」を迎えることを多くの方が望むのは、この元会長のようなイメージだと思います。私も、理想的な「死」の迎え方だと感心しました。

しかし、誰もがこの方のような「死」を迎えられるわけではありません。

ただ、なるべく苦しまず、痛みを感じる期間が短く、質のよい「死」を迎えることは、ある程度の準備によって可能になるのではないか、と私は考えています。

もちろん、そこには一定の条件があります。

最大の条件は平均寿命を超えていることです。日本人の平均寿命は、男性が八〇・五〇歳、女性が八六・八三歳（厚生労働省／二〇一四年調査）。この年齢を超えると「死」が楽になると、私は考えています。

【図表1】年齢に伴う細胞数の増減

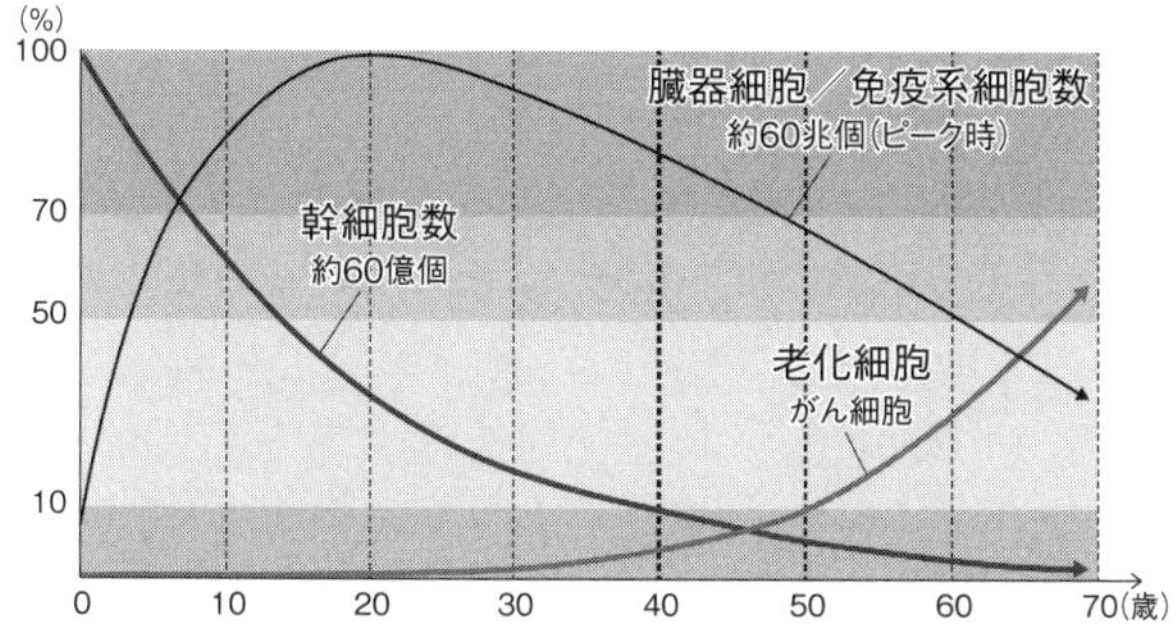

資料：各種資料をもとに、筆者が作成

なぜ、平均寿命を超えている必要があるかというと、若いときの「死」は、得てして苦しく、痛みを伴うからです。

人間の細胞は、ピーク時には約六十兆個あるといわれています。【図表1】を見てください。臓器細胞は二十歳でその数が最大値（一〇〇％）を迎え、その後はゆるやかに減り続けると考えられています。

細胞の数が多いということは、新陳代謝が活発で、身体はつねに健康でいようと努力を続けている状態です。

若い身体は風邪をひくと、高熱を出してウィルスと必死に闘おうとします。症状が強く表出するということは、身体が盛んに戦っている証拠です。

一方、細胞が減った身体は、闘う力を失い、戦意喪失《そうしつ》しています。ですから症状は軽く、完治までに時間がかかるようになるのです。高齢者の方が「ここ数年、熱なんて出していませんよ」と自慢げに語るのは、場合によっては滑稽《こっけい》なことなのかもしれません。

ですから、同じ病気になったときに、若い人は非常につらい思いをします。がんでも、若いときには転移のスピードが速く、あっという間に全身が冒され、命を落とすケースが多いのに対し、超高齢者の場合、がんになったことに気づかないほど進行がゆっくりで、本人の自覚症状も軽いことが多くなります。

少したとえが乱暴かもしれませんが、飛行機が着陸することを想像してみてください。一万mの上空を安定飛行していた機体が突然、地表に墜落したら、跡形もなく飛行機は壊れてしまうでしょう。若いときに「死」を迎えるのは、順調に飛行を続けていた飛行機が突然、墜落するようなものなのです。

P.27の【図表1】の臓器細胞数の曲線が、飛行機の高度だと考えるとイメージしやすいと思います。年齢を重ねるほどに、墜落の衝撃はソフトになります。もちろん、すべてのケースがこれに当てはまるわけではありません。若くても静かな「死」を迎えることもありますし、高齢でも苦しむケースはあります。

しかし、ある老年学の教授も、「超高齢者の死は楽に見える」と私におっしゃったことがあります。私も患者さんを治療するなかで、高齢者の方々が比較的穏《おだ》やかに亡くなる姿に直面することが多いと実感しています。

楽な死を迎えたいなら、「平均寿命まで健康でいる」ことに尽きる

とはいえ、平均寿命を超えたら誰もが楽な「死」を迎えられるかといえば、それは違います。平均寿命の年齢を迎えるまでは、次の三つの条件を満たしていることも必要になります。

- 大きな持病がなく、日常的服薬量が最小限であること
- 脳の健康状態が保たれていること
- 骨や筋肉が健康で、動きを阻害されていないこと

この三つを揃えることは、そうたやすくはありません。慢性疾患、加齢性疾患で多種多様な薬を飲んでいても当てはまりませんし、糖尿病や骨粗鬆《そしょう》症もNGです。慢性疾患を持た

ずに平均寿命まで生きることは、そうとう難しいことでしょう。でも、もし平均寿命までこの状態を保つことができていたら、「死」が楽になる可能性は大きくなるはずです。

メンタル面でも、若いときに大病を患《わずら》うのと、平均寿命を超えて大病をするのとでは、大きく違います。現役世代であれば、やりたいこと、食べたいもの、行きたい場所がたくさんあります。守らなければいけない家族もあるはずです。

しかし、年齢を重ねると、人は欲から解放される傾向にあります。物欲はもちろん、性的な欲求も減退します。食欲も若いときのように旺盛ではありません。さまざまな欲求が減ったことで、平穏《へいおん》無事に日々を過ごすことを望むようになります。もし病気になったとしても、「この歳だから仕方がない」という気持ちにもなるでしょう。

ですから、楽に「死」を迎えたいのであれば、

「平均寿命まで健康でいる」。

それに尽きると私は考えています。

キレイに老化して、楽に死ぬこと。これこそが真の「アンチエイジング」だと思うのです。

では、どれだけの人が、平均寿命まで健康でいられるのでしょうか。

【図表2】平均寿命と健康寿命との差

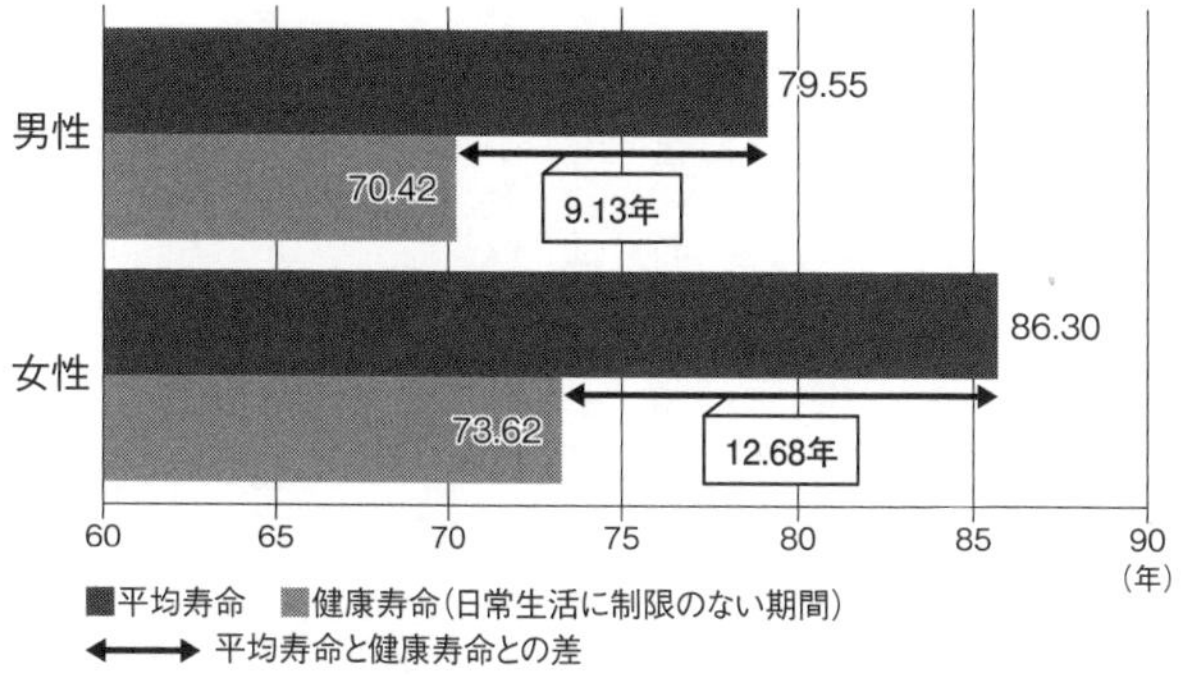

資料：厚生科学審議会地域保健健康増進栄養部会・次期国民健康づくり運動プラン策定専門委員会「健康日本21(第２次)の推進に関する参考資料〜健康寿命の延伸と健康格差の縮小」

厚生労働省は、「健康上の問題がなく、日常生活を送れる期間」を「健康寿命」として発表しています。【図表2】は、平成二十二（二〇一〇）年の平均寿命と健康寿命との差を示したグラフです。

私はこのグラフを目にしたとき、「十年も」という落胆の気持ちを抱かずにはいられませんでした。このグラフが示しているのは、亡くなるまでの約十年間、多くの方が病気の治療や、何らかのサポートを受けて生きているという事実です。

いま健康で活動に制限のない方が、自力で歩けない状態や排泄《はいせつ》の処理を自分でできない生活が十年続くと考えたら、それはとてつもなく重い、人生最後の宿題になってしまうのではないでしょうか。

治療を受けること、生活のサポートを受けることは、自分の身体がつらいだけではありません。周囲に多少なりとも迷惑をかけることになります。医者にかかれば若い人が必死に働いて納めた健康保険料を使い、介護サービスを受ければ介護保険料も使うことになります。そしてなにより、誰かに助けてもらうことで、自分自身のプライドにも傷がつくに違いありません。

七十歳を超えたばかりといえば、政治家であれば十分現役です。現在、国会議員には約六十名も七十歳以上の方がいるのです。一般の方でも、六十五歳定年が当たり前になってきた昨今、七十歳はいままでの労働に対して、自分で自分にご褒美《ほうび》をあげる年齢ではないでしょうか。孫との時間を持つ、夫婦水入らずの田舎暮らしをする、いままで行かれなかった場所へ旅行し、食べたかったものを食べる、そんな年齢のはずです。

それが七十歳で健康を害してしまったら、ここから平均寿命までの十年間、幸せだと感じるファクターをいくつも失ってしまうかもしれないのです。

先にも述べたとおり、現在の日本の医療は「生かす」ことに主眼が置かれています。たとえば、脳出血やくも膜下出血でも、細胞に力が残っている七十代初めごろまでであれば、ICU（集中治療室）で蘇生できる可能性は十分あります。がんに至っては、臓器そのものを取ってしまって生かされることもある。その結果、車椅子や人工肛門の生活を強《し》いられることも、半身不随になってしまうこともあるのです。

もちろん、それでも命あることは素晴らしい、何物にも代えがたい財産であることは認めます。「しかし」、です。せっかくなら、平均寿命まで健康で、やりたいことのできる身体でありたいと私は願うのですが、いかがでしょうか。

一流の人は、自分の命が限りあるものだと冷静に理解している

このところ、「アンチエイジング」という言葉が、美容と健康の代名詞のように使われています。食品を売るスーパーや化粧品コーナーでは、「アンチエイジングに効果あり！」といったポップを日常的に目にします。

マスコミでは、美肌、鍛え上げた筋肉、美しいボディラインなど、見た目の若さを保つための方法をアンチエイジング特集として競って紹介していますし、ネット通販には、食材やサプリメント、エクササイズ器具や化粧品など、アンチエイジングを謳《うた》った商品が溢れ返っています。

そうした手法や商品に、必ずしも問題があるとはいいません。安全性が検証された合法なものであり、使用者が満足しているなら、それはそれでいいでしょう。

ただ、私が危惧《きぐ》しているのは、アンチエイジングを〝見た目の若さ〟とはき違えていないかという点です。たとえば、整形外科手術を施すことやヒアルロン酸を注入することはアンチエイジングではないと、私は考えています。「若く見えるように、形を整えている」にすぎません。

本当のアンチエイジングは、自分にとって最高の「クオリティ・オブ・デス」を迎えるための手法でなければなりません。そのためには、「老化」の仕方が重要になります。

肌に高級な美容液を塗り、表面的に艶々《つやつや》した肌になったとしても、内部から新たにつくられる皮膚が健康でなければ、老化を防いでいるとはいえません。

サプリメントも同様です。骨によい、眼に効く、腸を整えるなど、ありとあらゆる効果が宣伝文句になっていますが、そのサプリメントを飲むだけでそのとおりの変化が身体に現れるとしたら、誰もが病気をしない身体になるはずです。しかし実際には、サプリメントを何種類飲もうと、高級な化粧品を使おうと、老化を止めることはできませんし、病気にかかってしまうこともあるのです。

そこには、プラスすることしか考えない、人間の浅はかさがあると私は思っています。

水彩絵の具で汚れた筆を、水の入った容器のなかで洗うことを想像してみてください。一度、黒の絵の具の付いた筆を洗った水は、次に別の色を使用した筆を洗ってもキレイにすることはできません。いったん水をキレイにしなければ、新たな汚れを取り去ることはできないのです。

高級美容液を肌に塗るのは、汚れた水の表面をオイルでコーティングして、キレイに見せているだけです。サプリメントは汚れた水に、薬品を使って別の色を着けて、真っ黒い水を覆《おお》っていることにほかなりません。

キレイな水で筆を洗い続けるためには、結局は水を交換するしかないのです。

人の身体も同じです。体内の細胞がつねに美しく保たれていれば、皮膚も内臓も血管も汚れることはなく、老化の進行が抑えられ、健康な状態を維持することができます。

つまり、何かをプラスするのではなく、身体を老化させる物質を体内に取り込まないこと、もし取り込んでしまったなら、それをできるかぎり除去することが必要になるのです。

私はこれを「ディフェンスの治療」と呼んでいます。

一方、一般治療のように、薬やサプリメントのような何かを加えることを「オフェンスの治療」と呼んでいます。

私が行なっているアンチエイジングは、病気にさせる、あるいは老化を促進させるものを身体から抜く、「ディフェンスの治療」からスタートします。身体にとって不要なもの、害になるものを解毒したうえで、その人にとって必要なものをプラスするという考えです。解毒をするためには、食べ物や生活習慣を変える必要があります。そのうえで、解毒にもっとも有効だとされている「水素」を利用するのです。

私がアンチエイジングも専門にしていると知った人から、「何を食べれば老化を防げますか?」「何をすれば健康な身体になれますか?」と聞かれることがあります。そういった質問を受けるたびに、言葉を失ってしまいます。いまの生活を見直さずに、どんな素晴らしいものを加えたところで、老化抑制どころか、現状の体調を維持することすらできません。

手前味噌になってしまいますが、私のクリニックには大企業のエグゼクティブや、一流のスポーツ選手、芸能人、政治家、識者が数多く通っていらっしゃいます。彼らはみな、代えのきかない人物です。自分の存在の大きさを認識しつつも、自分の命が限りあるものだということを冷静に理解しています。

「あと○○年、私は第一線にいたい。そのために私にできることを教えてほしい」という彼

らに対し、

「まず、糖質を制限してください。アルコールもできるかぎり控え、喫煙もやめる。そして睡眠をしっかりとる。これらの約束が守れなければ、私にできる治療はありません」

と、はっきり申しあげます。身体を老化させる大きな原因を断ち切ることができなければ、どれだけ「水素治療」を行なったところで、いたちごっこになってしまうからです。

「わかりました。いまこのときからやめます」

と、本物の「アンチエイジング」を望んでいる方は即答します。そして本当に約束を守り、定期的に「水素治療」を続けてくださっています。自分の代わりがいないとわかっている人こそ、「クオリティ・オブ・デス」に対して真摯《しんし》に向き合っていると感じる瞬間です。

もちろん本書で名前を公表することはできませんが、年齢を重ねるごとに華やかさの増す彼らの活躍を見ていると、アンチエイジングを継続するためには、個々の心にある「生」と「死」への確固たる思いが重要なのだと、私自身も背筋が伸びる思いになります。

次章からは、老化の起こる仕組みを具体的に解説し、アンチエイジングに必要なノウハウをお伝えしていきます。「水素治療」をより有効に利用するためにも、身体を整えるための手法を一緒に学びましょう。

第二章

ヒトが老化する原因を知る。

呼吸をしているだけで、細胞は確実に老化していく

そもそも、老化はなぜ起こるのでしょうか？
そのメカニズムを説明するために、細胞の一生についてお話ししておきましょう（【図表3】を参照）。「細胞」はタンパク質をつくり出す工場のようなものだと考えてください。細胞にはさまざまな細胞を生むことのできる「幹細胞」という女王蜂のような存在がいて、この「幹細胞」が各臓器の細胞を新しく生み出しています。ちなみに、「臓器細胞」はある程度まで分裂を続けるのですが、一定の回数で分裂を停止します。

私たちの身体は、つねにさまざまなストレスと対峙《たいじ》しています。細菌やウィルス、紫外線や放射線、排気ガスやＰＭ2.5など、普通に生活しているだけでも、知らず知らずのうちに身体にはストレスが

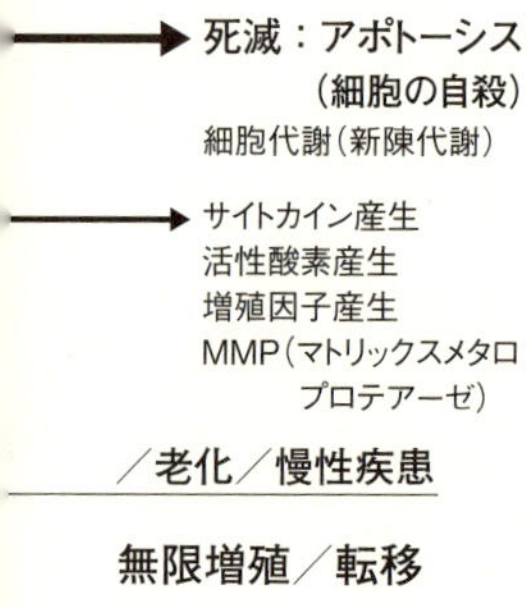

【図表3】細胞の生涯

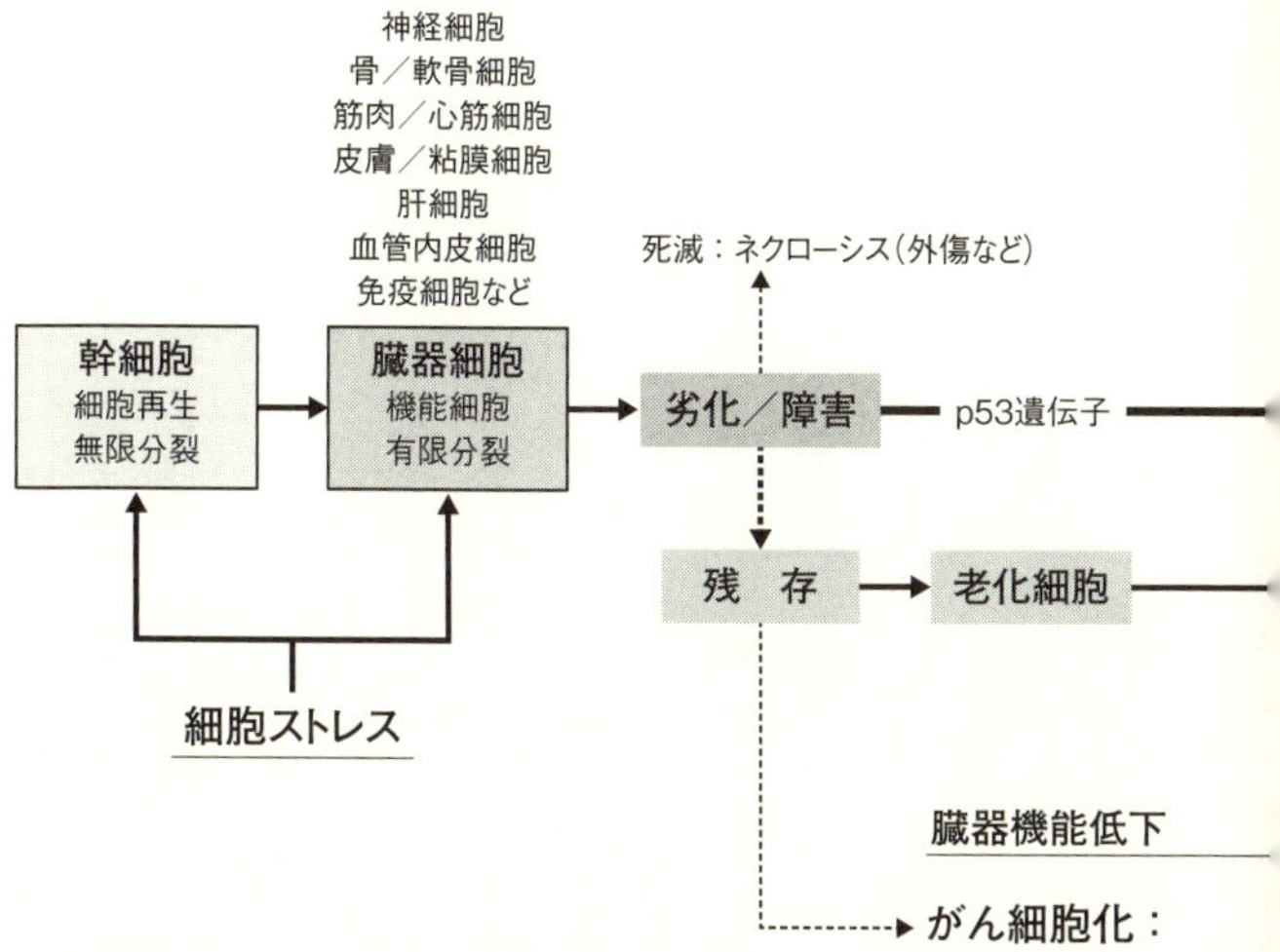

資料：各種資料をもとに、筆者が作成

かかっています。また、食品や飲料にも添加物や農薬といった有害物質が含まれていますし、タバコやアルコールも身体にとってストレスになります。

こうしたストレスは、正常な細胞を「劣化」させる原因になります。単純に考えれば、何のストレスもなければ細胞が劣化することはない、という理屈になります。

ところが、私たちはただ生きているだけで、刻一刻と細胞を劣化させてしまっています。その最たるものが呼吸です。人は酸素を吸って二酸化炭素を吐き出しているわけですが、わざわざ取り込んでいるその酸素こそ、老化の大きな原因のひとつなのです。

私たちが吸い込んだ酸素は、細胞内の「ミトコンドリア」によってエネルギーに変えられています。細胞は食事として摂取したタンパク質から組織や酵素などを合成していますが、細胞を機能させるためのエネルギーづくりの主役はミトコンドリアです。

ミトコンドリアはひとつの細胞内に数百～数千個存在する楕円形の小器官で、エネルギーを生み出す〝発電所〟の役割をしています。

グルコース糖分や脂肪からプロトン（H^{+}）と電子を取り出し、「ATP（アデノシン三リン酸）」というエネルギーをつくります。このATPが分解され「ADP（アデノシン二リン酸）」となったときに、呼吸をする、運動する、食事をする、考えるといった、生物が活動するためのエネルギーが発生することになります。

わかりやすくたとえるなら、パソコンと電気との関係を考えてみてください。「パソコン＝細胞自身」とすると、「電気＝ATP（をつくるミトコンドリア）」という図式が成り立ちます。パソコンはコンセントから電気を得ますが、細胞はそのなかに「数百～数千の発電所＝ミトコンドリア」を持っているということになります。

つまり、優秀なパソコン（細胞）でも電気（ミトコンドリア）がなければ動きませんし、逆に壊れたパソコン（細胞）に電気（ミトコンドリア）を供給しても作動しません。ミトコンドリアと細胞とは、持ちつ持たれつの関係にあるわけです。

しかし、ここで問題となることがあります。

ミトコンドリアはエネルギーを発生させるという素晴らしい働きをしているのですが、その結果、不要物を生み出してもしまうのです。自動車がガソリンを使ってエネルギーを発生させ動力にしている代わりに、排気ガスという不要物を排出するのと同様に、ミトコンドリアがエネルギーを発生させたあとには二つの〝排気ガス〟が排出されます。ひとつは二酸化炭素。これは呼気となって、口から外気に出ていきます。もうひとつが「スーパーオキシド」という活性酸素です。じつは、ミトコンドリアが使用した酸素の二％分、必ず活性酸素が生まれてしまうといわれています。

活性酸素は電子の状態が不安定で、安定した状態を求めて、あたりかまわず近くに存在する分子から電子を奪おうとします。この現象が、一般的に「酸化」と呼ばれるものです。

活性酸素には、体内に入り込んだ有害物質を駆除するよい面と、健康な細胞まで「酸化」させてしまうという悪い面があります。そのためにミトコンドリアは、スーパーオキシドの酸化に対抗する「ＳＯＤ（スーパー・オキサイド・ディスムターゼ）」という酵素をつくっています。SODはスーパーオキシドを「過酸化水素」に変え、さらにカタラーゼやグルタチオンペルオキシダーゼといった酵素によって「水」に変換処理されます。ミトコンドリアは自分でエネルギーをつくり、ゴミまで処理してくれる、本当に頼れるヤツなのです。

とはいえ、増加しすぎた活性酸素をすべて処理するだけの酵素をつくり出すことは、残念ながらできません。処理しきれなかった活性酸素からは、活性窒素分子のひとつ「ペルオキシナイトライト」や、強力な力を持つ活性酸素「ヒドロキシラジカル」がつくられてしまいます。これらは「細胞障害性活性酸素」と呼ばれ、身体を構成するタンパク質、脂質、核酸などを酸化劣化させる恐ろしい力を持っています。

ところが、こうした強い力を持った細胞障害性活性酸素を処理するための酵素は、もともと私たちは持ち合わせていませんし、体内でつくることもできません。細胞や組織レベルの小さな酸化劣化障害であったとしても、その障害の蓄積は、数年後の身体に影響を与えることになります。

こうしたプロセスを経て、呼吸によって取り込んだ酸素が身体を少しずつ酸化させ、老化へと導いてしまうのです。加えてスーパーオキシドを分解するSODは、年齢とともに減少することもわかっており、ただ生きているだけで、私たちの細胞は老化してしまうことになるのです。

「水素」は悪玉活性酸素だけを攻撃するスナイパー

ところで、テレビや雑誌を見ていると、「活性酸素」という言葉が独り歩きして、活性酸素のすべてが悪者のように語られていることが気になります。なかには、善玉の活性酸素ががんを発生させていると語っている方も存在し、悩ましいかぎりです。

スーパーオキシドや過酸化水素は、私たちの細胞が利用することのできる善玉活性酸素です。ここのところをぜひ理解してください。適切な「アンチエイジング」ができるか否かの重要なポイントとなります。

善玉活性酸素は、殺菌作用や細胞間の命令伝達などに利用され、がん細胞に対しても、有能な働きをします。さまざまな外敵に立ち向かう白血球は、がん細胞に対しても闘いを挑むのですが、そこで善玉活性酸素を利用するのです。がん細胞を取り囲んだ白血球は、過酸化水素をふりかけて、がん細胞を破壊します。使い終わった過酸化水素は、酵素であるカタラーゼを使って水に変えるわけですから、人体にとっては無害どころか有益だということがわかります。

増えすぎた善玉活性酸素は悪玉活性酸素になりますが、呼吸の残骸の活性酸素だけなら、人体に及ぼす悪影響もさほど大きなものではありません。しかし、最初から悪玉活性酸素を発生させてしまう恐ろしい原因が、じつはたくさんあるのです。

紫外線、放射線、大気汚染といった環境的なものや、ウィルス、化学物質、タバコ、薬など、いわゆる身体にとって「害」になるものは、悪玉活性酸素を生んでしまいます。さらに、脂の多い食事やコレステロール、運動不足など、よくない生活習慣によっても活性酸素は生まれることがわかっています。

こうした「毒」から生まれる活性酸素が「ヒドロキシラジカル」です。スーパーオキシドと比較すると酸化力が六千〜八千倍もあるといわれており、ＤＮＡ、細胞内器官、細胞膜、組織タンパクなどを酸化劣化させてしまいます。

つまり、体内で「酸化」が起きることを防ぐためには、悪玉活性酸素だけを除去する必要が出てくるのです。

ところが、多くの代替医療で利用されている酸化防止の治療法は、善玉と悪玉、どちらの活性酸素も攻撃するような方法になってしまっています。たとえば「高濃度ビタミンＣ」を大量に投与する治療法では、がん細胞内に取り込まれたビタミンCが細胞内で過酸化水素をつくり出し、その過酸化水素によってがん細胞を酸化劣化、死滅させます。しかしこの方法では、体内のミネラルイオンと反応し、ヒドロキシラジカルが発生してしまうのです。「オゾン療法」や「過酸化水素療法」と呼ばれる代替医療でも、同じことが起こります。

では、どうすればよいのでしょうか。ここで「水素」が登場するわけです。水素には強い抗酸化作用があると思われている方も多いのですが、じつは水素のすごさは、抗酸化力の強さではなく、悪玉活性酸素のみを攻撃できる点にあるのです。いってみれば、不要なものだけに狙いを定めるスナイパーです。他の抗酸化物質は、爆弾のように大きな力ですべての活性酸素を消してしまうか、もしくは活性酸素の種類を正しく選択することができません。なかには、過酸化水素しか消さない、人間にとっては困りものの抗酸化物質も存在するのです。

抗酸化力だけをみれば、水素より「β-カロチン」のほうが強いかもしれません。「ポリフェノール」や「リコピン」も食品から摂取できるので、一般的には扱いやすい抗酸化物質です。しかし、味方である善玉活性酸素まで退治されては困ってしまいます。

水素には副作用がないので、過剰摂取しても問題なし

「水素」以外の抗酸化物質が、善玉活性酸素にも攻撃を加えてしまうということは、ある意味、人間にとってみれば副作用が起きていることになります。では、水素はどうかというと、副作用どころか、水素にできることはただひとつ、悪玉活性酸素を退治することだけなのです。ですから、当然ながら副作用といえるようなことは何ひとつ起こりません。

また、必要量よりも多く水素を取り込んだとしても、体内で余れば口からガスとして出てしまうので、まったく問題ありません。

水素の入った水を飲んだり、水素の点滴を行なったりすると、身体中を水素が巡り、身体のどこかに「ヒドロキシラジカル」がないかと探し回ります。もしヒドロキシラジカルが体内にまったくなければ、口からどんどん水素ガスが出てきてしまうわけです。

私のクリニックでは、水素の点滴をしたあとに呼気のガスを測定するのですが、健康な人であれば五分後くらいに口から水素が出始めます。ところが、その人が病気になったときや、がんを発症している人では、「水素」はほとんど検出できません。

以前、健康なはずの患者さんであるのに、「水素」がなかなか出てこなかったことがあります。私が首をひねっていたところ、「今日、飛行機で帰国したばかりで」という話をその方から聞かされて、大いに納得したことがあります。人が普段生活するスピードよりも速く移動すると、それだけで大きなストレスとなり、ヒドロキシラジカルが発生してしまうのです。飛行機や新幹線で移動すると、それだけで疲労感を強く感じることがあると思いますが、それがまさにヒドロキシラジカルの悪さなのです。ですから、長時間、交通機関を利用した際は、悪玉活性酸素対策をする必要があるでしょう。

ただし、水素にも弱点があります。それは貯めておくことができないということです。貯めておけないから副作用もないわけですが、体内に取り入れた瞬間しか効かないため、摂取の仕方には工夫が必要となります。全身の酸化を対象に考えるなら点滴がいいでしょうし、関節や筋肉の痛みへの効果を期待するなら患部近くに注射をします。ゆっくりジワジワ効果を出したいときには「水素カプセル」を飲むというように、工夫をするのです。「水素カプセル」はお腹のなかである程度の時間、水素を発生させ続けるものです。

病気や症状別の「水素治療」の実践については、あとの章で詳しく述べることにしましょう。

老化を促進する負の連鎖を続ける「酸化」「糖化」「炎症」

細胞を老化させる最大の原因が「ヒドロキシラジカル」であることは、間違いありません。しかし、大きな要因はほかにもあります。

それが「糖化」と「炎症」です。ヒドロキシラジカルによる「酸化」と合わせたこの三つが、細胞の老化に直接的な原因を与える三大劣化ストレスとなります。三つのストレスは、それぞれ独立したもののように思えますが、じつはすべてが連動しています。

少し難しい話なのですが、アンチエイジングを語るうえでもっとも大切な部分になる、「酸化」「糖化」「炎症」のトライアングルについて、少し説明しておきましょう（【図表4】を参照）。

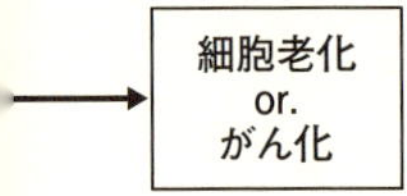

「糖化」はタンパク質と糖がくっついて起こる現象のことです。血液中に余分な糖分があると、体内のタンパク質に糖や脂質が結びつき、タンパク質を

【図表4】3大ストレスの原因と相互増幅

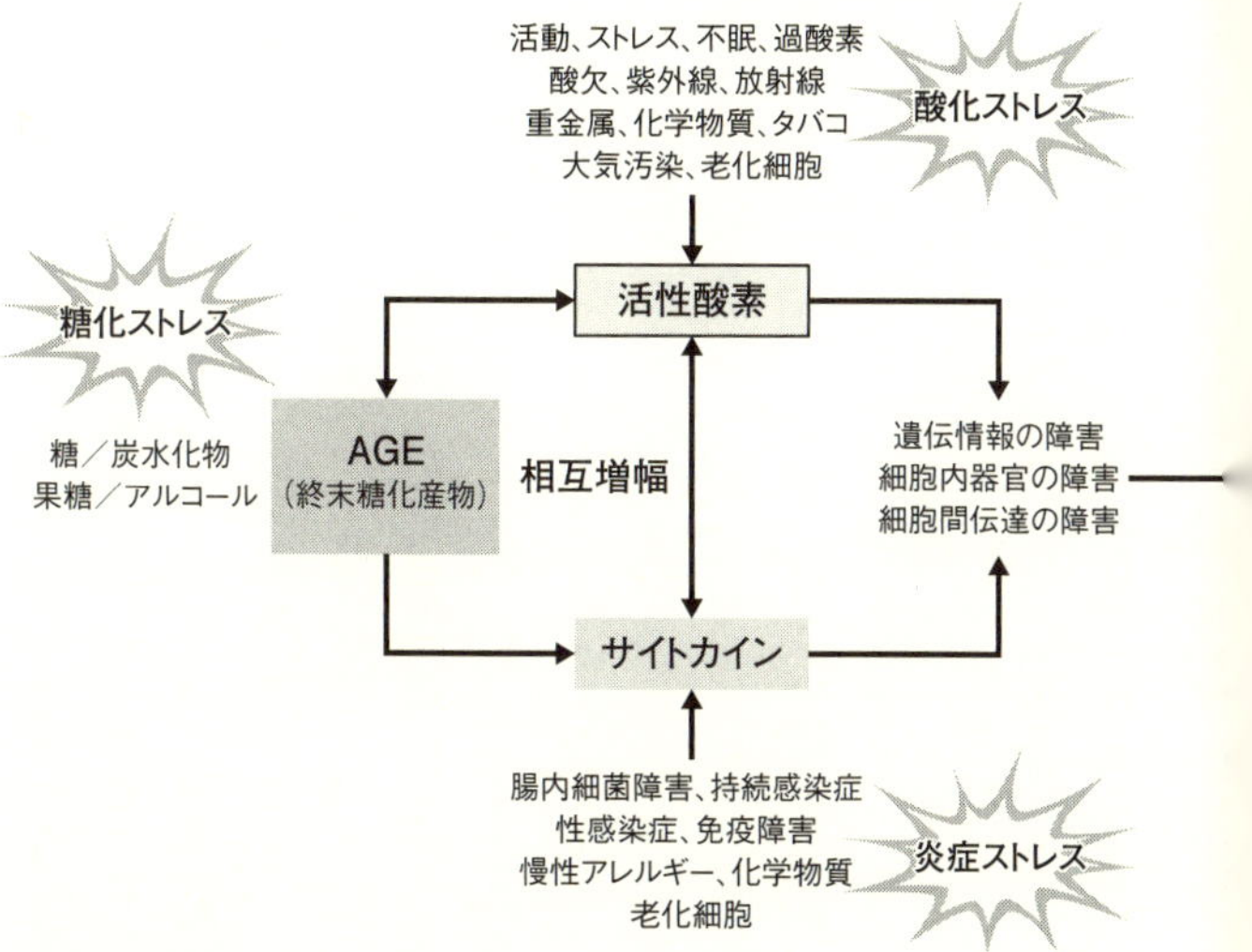

資料：各種資料をもとに、筆者が作成

変性させ、蛋白《たんぱく》糖化反応最終生成物である「AGE（終末糖化産物）」をつくり出してしまいます。

具体的に、肉などのタンパク質を食べた場合を考えてみましょう。口から入ったタンパク質は、消化器官を通りながらさまざまな消化酵素によってアミノ酸に分解されます。アミノ酸は小腸から吸収され、肝臓に運ばれます。肝臓ではアミノ酸を貯蔵しながら、必要に応じて酵素を使い、身体に必要なタンパク質に再構成して、各臓器に細胞の材料として送り出します。

ところが糖を摂《と》りすぎてしまうと、血中の糖が過剰になって溢れ出します。すると、アミノ酸とアミノ酸とのあいだに溢れ出した糖が入り込み、まったく違うタンパク質になってしまいます。これが「糖化」という現象です。この「糖化」した変性タンパク質は、唯一「プロテアソーム」という酵素が分解できるのですが、年齢とともにこの酵素の機能が衰えてしまうことがわかっています。

分解できなかった変性タンパク質は、パソコンのなかに溜まるバグのように身体のなかに残ってしまいます。これが蛋白糖化反応最終生成物であるＡＧＥの正体です。

体内のあらゆる場所がタンパク質でできているわけですから、「糖化」が起きた場所場所で、さまざまな疾患を誘発することになってしまいます。

ＡＧＥが血管に貼り付いて血管が詰まれば、動脈硬化や血栓ができることもありますし、身体の一部が壊疽《えそ》を起こすこともあります。腎臓に詰まれば腎不全、肌で起こればシミやくすみ、骨であれば骨粗鬆症《そしょうしょう》、眼であれば白内障や網膜症が起きることもあります。アルツハイマー病を発症している患者さんでは、一般の方に比べて数倍のＡＧＥが蓄積しているともいわれています。

ＡＧＥは臓器や組織だけでなく、細胞一つひとつにも間接的に悪影響を与えます。細胞の表面には、外からの情報を受け取る役目をする「ＲＡＧＥ（終末糖化産物受容体）」と呼ばれるアンテナがあり、その働きによって「サイトカイン」が活発化し、免疫反応によって「炎症」が起こるという仕組みです。

ちなみにサイトカインは、基本的には身体を守るためにさまざまな種類の細胞に働きかけることが仕事です。異常なものを除去し、細胞や組織が正常に戻るように働いているのですが、何らかのきっかけでサイトカインが暴走することがあります。正常な状態の場所に免疫細胞を集合させるように伝達してしまったり、必要量以上に「炎症」を起こさせてしまったりするのです。このきっかけのひとつも「酸化」にあるのです。

このように、「酸化」「糖化」「炎症」というこの三つは、お互いに刺激し合い、細胞や組織の老化を促進する負の連鎖を続けてしまうのです。

COLUMN❶ 活性酸素は４種類

酸素は電子が８個の原子です。原子が２個ずつペアの電子が４セットあることで安定した状態となりますが、何らかの要因で電子のペアが崩れてしまうと、活性酸素化することがわかっています。

本来、活性酸素は酸化によって、体内に侵入したウィルスなどの有害物質を駆除するために利用されるものです。ですから、スーパーオキシドと過酸化水素に関しては「善玉活性酸素」とも呼ばれます。「酸化」の状態が強くなった活性酸素は、その力が強力であるがゆえに、正常な細胞まで「酸化」させ傷つけてしまうという欠点を持っています。

初期段階では体内の抗酸化酵素だけで除去することができますが、「酸化」が強くなってくると、力のある抗酸化物質を使わなければ、除去することはできなくなります。

活性酸素は、その「酸化」の度合によって４種類に分けることができます。それぞれの特徴を見ていきましょう。

◆スーパーオキシド（善玉）

ミトコンドリアがエネルギーを発生させる際に生まれる活性酸素。ほかの物質から奪った電子が酸素分子に入り込み、片側に１個の不対電子を持っているのが特徴です。異物に対して果敢に撃退しようと立ち向かう善玉作用があります。

このあとに紹介する他の活性酸素には、スーパーオキシドのないところではつくられないという特性があります。

◆過酸化水素（善玉）

スーパーオキシドがSOD（P.43参照）によって分解される際に発生します。過酸化水素は体内酵素のカタラーゼやグルタチオンペルオキシダーゼによって分解され、水にな

【図表5】主な活性酸素の種類

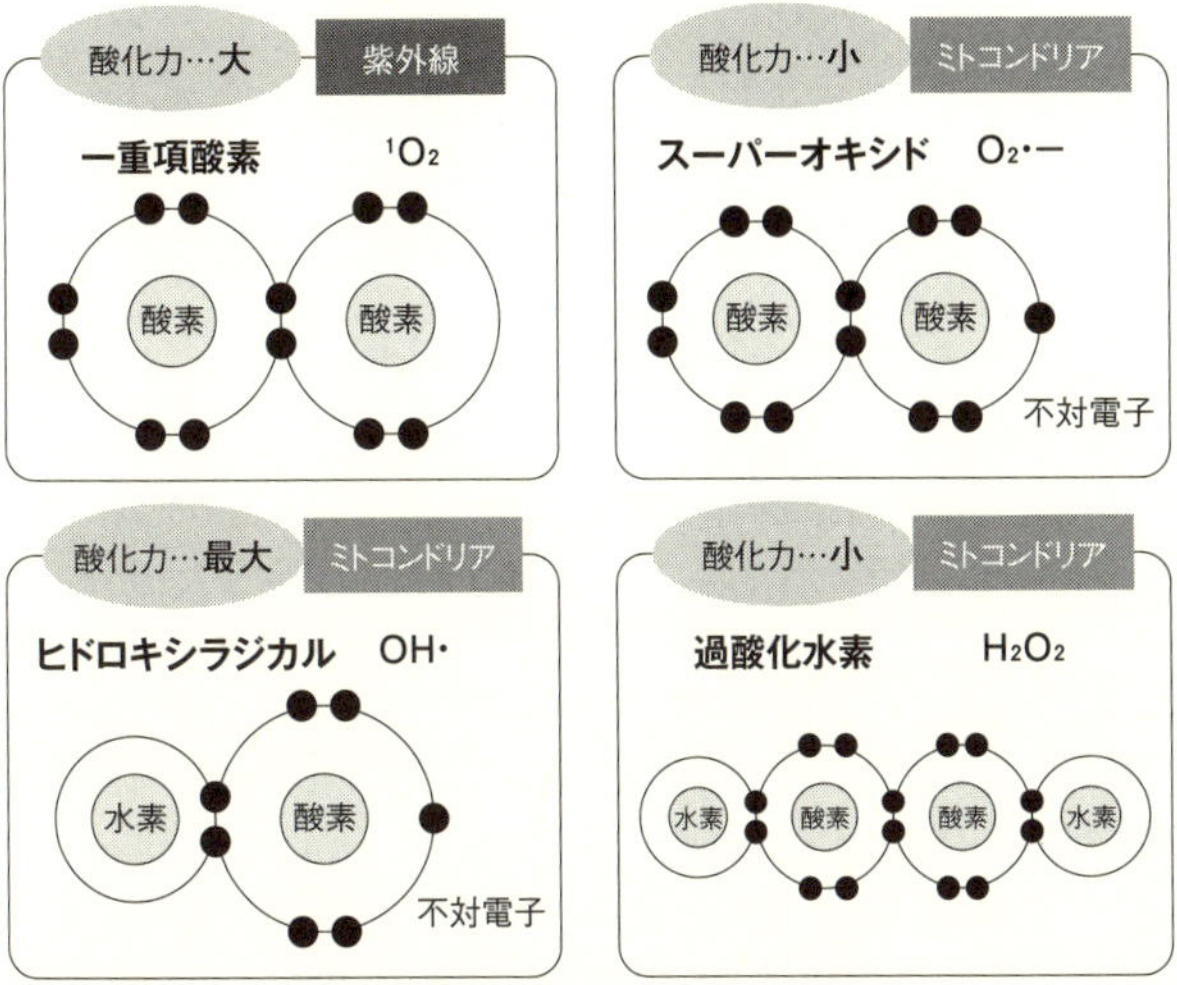

資料：梶山内科クリニック（京都市）HP「活性酸素の種類」

ります。高い酸化力を利用して、傷口の消毒を行うオキシドールや漂白剤としても利用されています。

◆**一重項酸素（悪玉）**

一重項酸素は、紫外線を浴びると増えることが知られています。強い酸化力があり、生体分子と反応して細胞を破壊しようとします。身体はこれに対して、β-カロチンやビタミン、尿酸などで対抗しようとします。

◆**ヒドロキシラジカル（悪玉）**

酵素で分解されずに残った過酸化水素が、金属イオンやスーパーオキシドと反応することで発生します。酸化力が非常に強く、脂質を次々と酸化させる特徴を持ち、「細胞障害型」の活性酸素とも呼ばれます。また、遺伝子にも傷をつけるため、がんの原因のひとつとも考えられています。

COLUMN❷ ミトコンドリアは英雄

酸素は、もともと地球上にはごく少量しか存在していませんでした。地球が誕生した46億年前にはヘリウムが充満していましたし、その後の火山の大爆発は、二酸化炭素を大量に発生させ続けました。

そして36億年前ごろ、地球に生命が誕生します。そのなかで、水中に暮らしていた核を持たない原核生物の「シアノバクテリア（藍色をした藻の一種）」が光合成を始めるようになりました。その結果、それまでほとんど存在しなかった酸素が光合成のゴミとして排出され、地球上に蔓延《まんえん》していきました。酸素というのは、100%の濃度で数時間吸い続ければ現代の私たちでも中毒死する、生き物にとっては猛毒です。酸化力でいえば、塩素よりも強い力を持っています。

猛毒の酸素が地球を覆《おお》い尽くしはじめたころ、「酸素はエネルギー発生の効率がいい」と気づいた優れた者がいたのです。それが地球上の生き物を救った英雄ともいえる「ミトコンドリア」です。

早速、ミトコンドリアは酸素を取り込み、効率よく多くのエネルギーを発生させるようになりました。すると、そのことに気づいた真核生物（核を持つ生物）がミトコンドリアを内部に取り入れるようになったのです。真核生物は現代の動植物のおおもとに当たります。生物は、ミトコンドリアの偉業を身体に取り入れるという荒業《あらわざ》で頂戴してしまったわけです。

もちろんミトコンドリアは、酸素をエネルギーに変えるという仕事を無償でしてくれているわけではありません。代償として、真核生物が合成したタンパク質をもらい、増殖するという道を選んだのです。この流れは「細胞内共生説」と呼ばれる仮説ですが、ほぼ間違いない仮説として世界の知るところであり、そのため、ミトコンドリアは動植物に「寄生」していると表現されることもあるのです。

第三章

細胞の老化と肉体の老化。

平均寿命まで元気でいられたら、がんで死ぬのも悪くない

ここまで「細胞の老化」について話を進めてきましたが、私たちの身体そのものである「肉体の老化」についても考えてみましょう。

ここでひとつ、立ち止まって考えていただきたいことがあります。「がんになる」ことは不幸なことでしょうか。

いま現実にがんを患《わずら》っていらっしゃる方からは非難を受ける覚悟でお話しさせていただくと、平均寿命を過ぎてからであれば、「クオリティ・オブ・デス（死の質）」を考えると、がんになることはじつはそれほど悪い死に方ではないのかもしれません。

病気死のうち約七〇％が、老化細胞とがん細胞が増えたことが原因だと考えられています。それ以外の原因は、毒や細菌、感染症などで「炎症」が起こることですが、

栄養障害
エネルギー不足（飢餓）
栄養素不足

毒
重金属毒
化学物質毒
天然毒（ふぐ、蛇など）

アナフィラキシー
即時型アレルギー
各種毒物

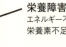

【図表6】病気死の原因

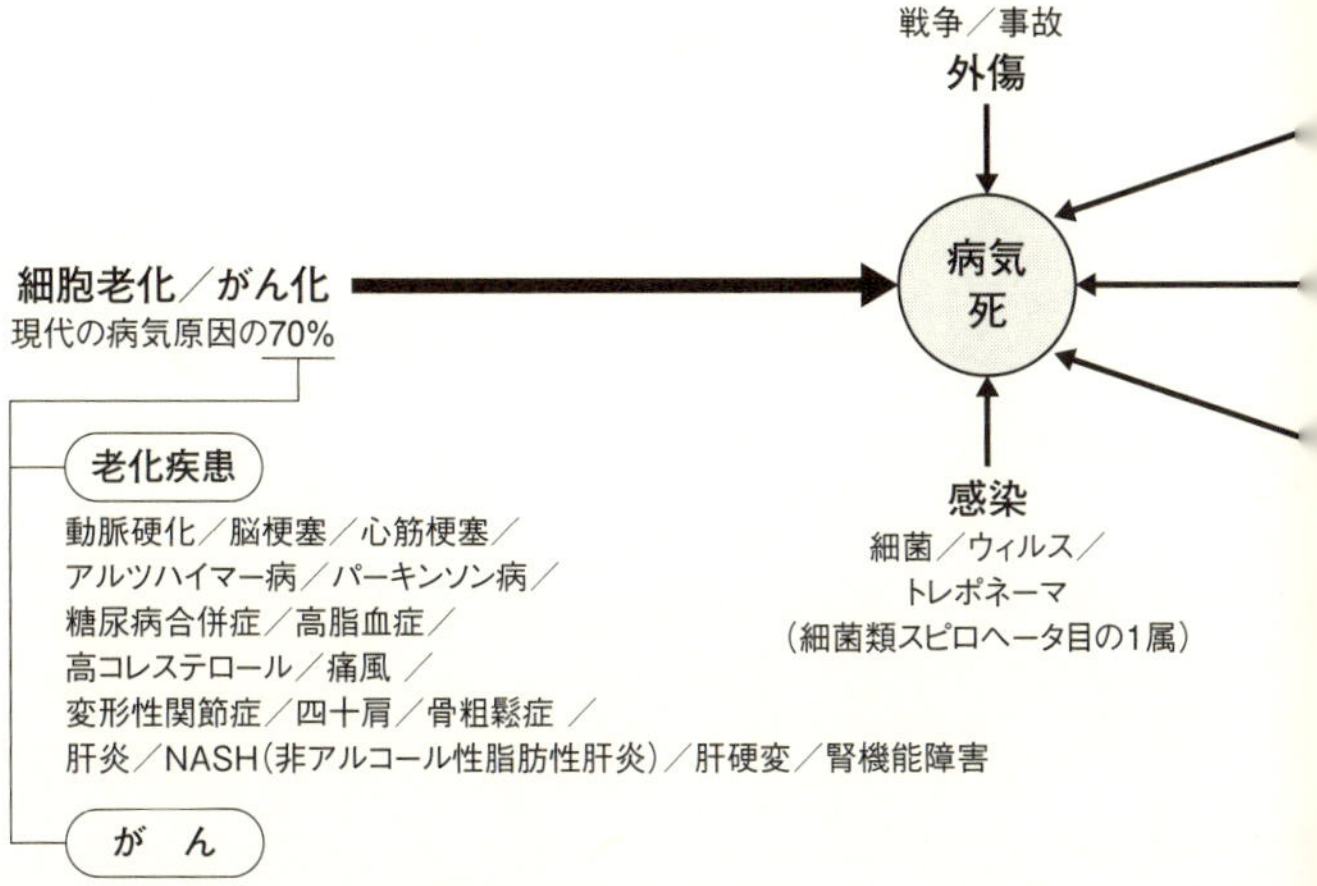

資料：各種資料をもとに、筆者が作成

こちらは突発的なケースが多く、細胞の老化とは少し離れた話になります。

つまり、老化で死ぬということは、【図表6】の左側部分にあるような疾患、もしくはがんが原因になるということです。

へんな質問をしますが、平均寿命まで元気でいられたとしたら、どの疾患で亡くなりたいと思いますか？　私は断然、がんを望みます。アルツハイマー病は周囲に迷惑をかけるでしょうし、整形外科的な疾患は痛みがあるし行動を制限される、血管系の疾患は食べものに制限が出るかもしれない、肝臓や腎臓は症状がきついことがある。でも、平均寿命を過ぎてからのがんは、進行がゆっくりで症状も自覚しにく

【図表7】年齢別・死因順位

	55〜79歳	80〜89歳	90〜94歳	95歳以上
1位	がん	がん	心疾患	老衰
2位	心疾患	心疾患	がん	心疾患
3位	脳血管疾患	肺炎	肺炎	肺炎

資料：各種資料をもとに、筆者が作成

い。三大治療（手術、抗がん剤治療、放射線治療）をしなければ、そこから六〜七年はのんびりと、しかも覚悟を持って生きられるのではないか、と予想できます。最期は、食べものが食べられなくなって、餓死のような状態になれたら理想的です。ただし、脱水症状は苦しいので、点滴で生理食塩水だけ入れてもらいたいと、私自身であれば思います。

厚生労働省が発表している「日本人の年齢別死因」を見ると、八十九歳まではがんがトップですが、九十歳を超えるとがんで亡くなる方は減少する傾向にあります（【図表7】を参照）。これは、がんに罹患《りかん》していても、最期はものが食べられなくなるために、老衰として死因がカウントされるためかもしれません。ですから、老衰で亡くなった人のなかの何割かは、がん患者だと思っていいでしょう。

さらに詳しく、死因を見てみましょう。P.62〜63の【図表8】は、社会統計学を専門にされている舞田敏彦博士が、厚生労働省の死因データをもとに可視化した面グラフです。

もうひとつ、世界的な視野で死因をグラフ化したものもあります（P.64の【図表9】を参照）。これは、アメリカ疾病予防管理センターの二〇〇五～二〇一四年までのデータをFlowing DataのNathan Yau氏が可視化したものですが、インターネット上では、画面を切り替えることで男女別、人種別に年齢による死亡原因を見ることができますので、時間があったらぜひ覗《のぞ》いてみてください。

これらのグラフは、原因はともかく「人は必ず死ぬ」のだということを、私たちに再認識させてくれます。

ところが、人は必ず死ぬということをもっとも身近に理解しているはずの医学者たちが、誰よりも死因にこだわり、つねに死因を大きな問題として話題に挙げてきました。がんによる死亡が減ったとすれば、がん予防やがん治療の専門家たちは自分たちの功績だと大喜びし、その事実を世界的に発信します。その代わりに、循環器や脳神経、感染症の専門家たちは「君たちが死因を増やしている」と叩かれはじめるわけです。

これは、ババ抜きと同じ構図です。死因の歴史を振り返ってみれば、「死因」というババをどの器官の専門家が引くか、ということの繰り返しであったことがわかります。

昔は、肺炎やペストといった感染症が死因の大多数を占めていました。感染症の専門家がババを引かされていたわけです。そこへ「抗生物質」という夢のような薬物が登場して、感染症の専門家たちは一気に死亡率を下げることができました。

すると今度は、循環器の病気で死ぬ人が目立ってきてしまった。大あわてで循環器の専門家たちは、血圧を下げることに躍起になりました。血圧を下げると、循環器にかかる負担は軽減できますが、今度は脳への血流が不足して、脳神経系のアルツハイマー病や脳梗塞《こうそく》が増加してしまった。そこで脳神経の専門家は、血液サラサラ対策を大々的に講じたわけです。

その結果、いまババを持たされているのが、がんの専門家なのです。だからこそ、「がんの死亡率を下げ

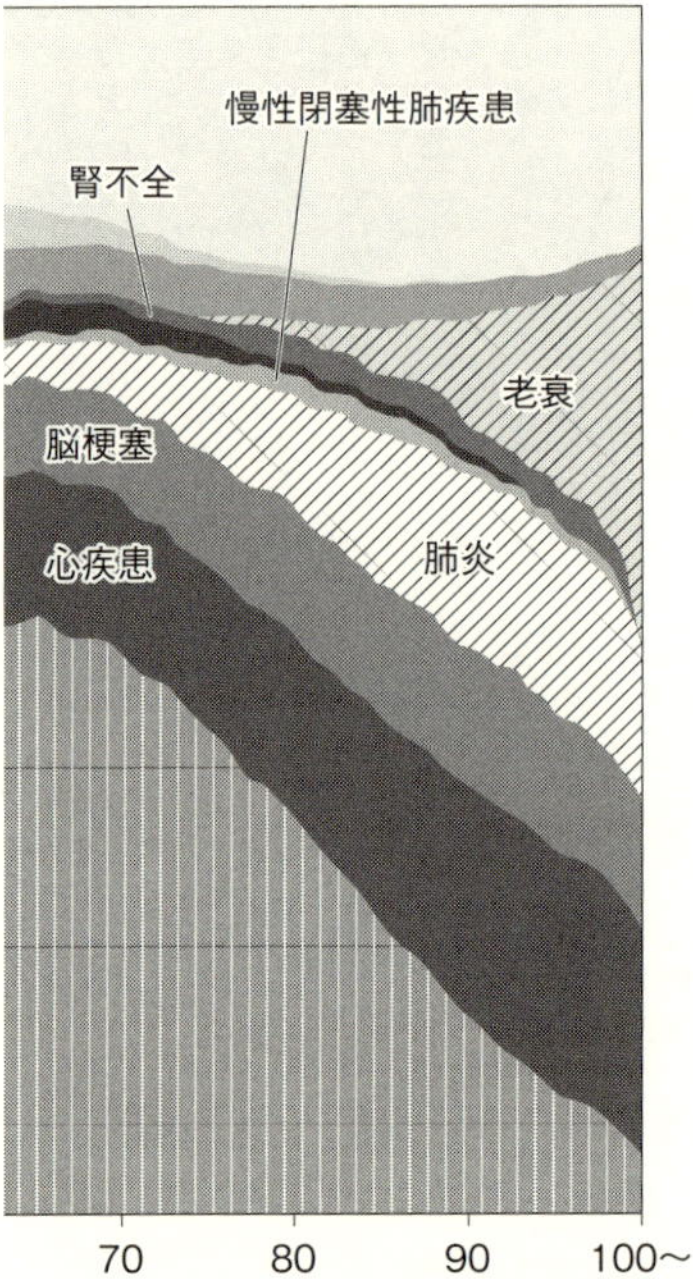

【図表8】年齢別・死因構成図

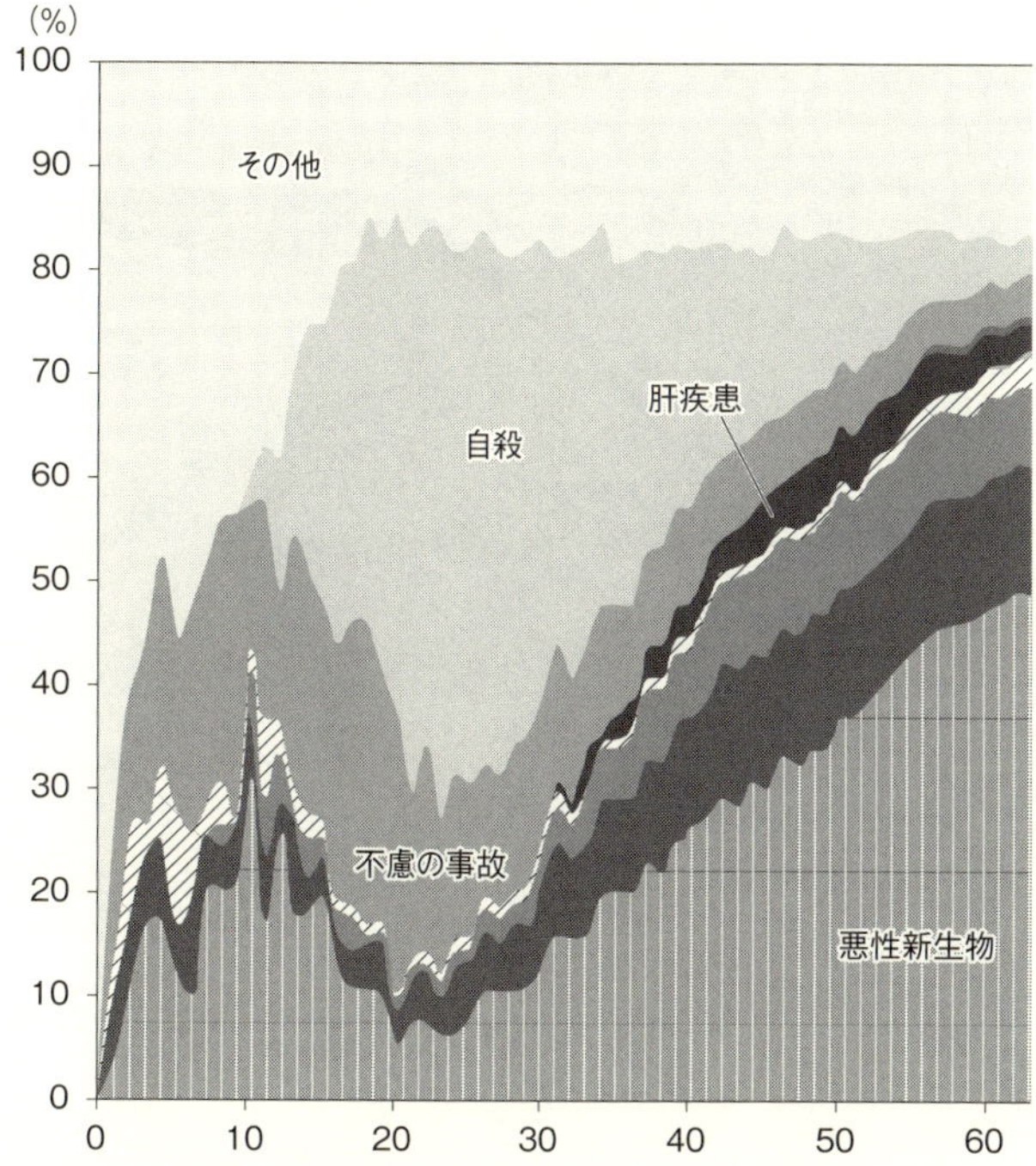

資料：『データえっせい』2013年9月8日日曜日「年齢別の死因構成図」（2012年）／舞田敏彦

ましょう」と、検診、早期発見、早期治療といったキャンペーンを繰り広げているのです。

こうしたババ抜きに何の意味があるのでしょうか。ただただ比率の争いで、結局、誰もが「死」を迎えるときが来るというのに、ババを手放すための対策しか講じていないのです。

こうした死因争い

【図表9】死の原因(女性)

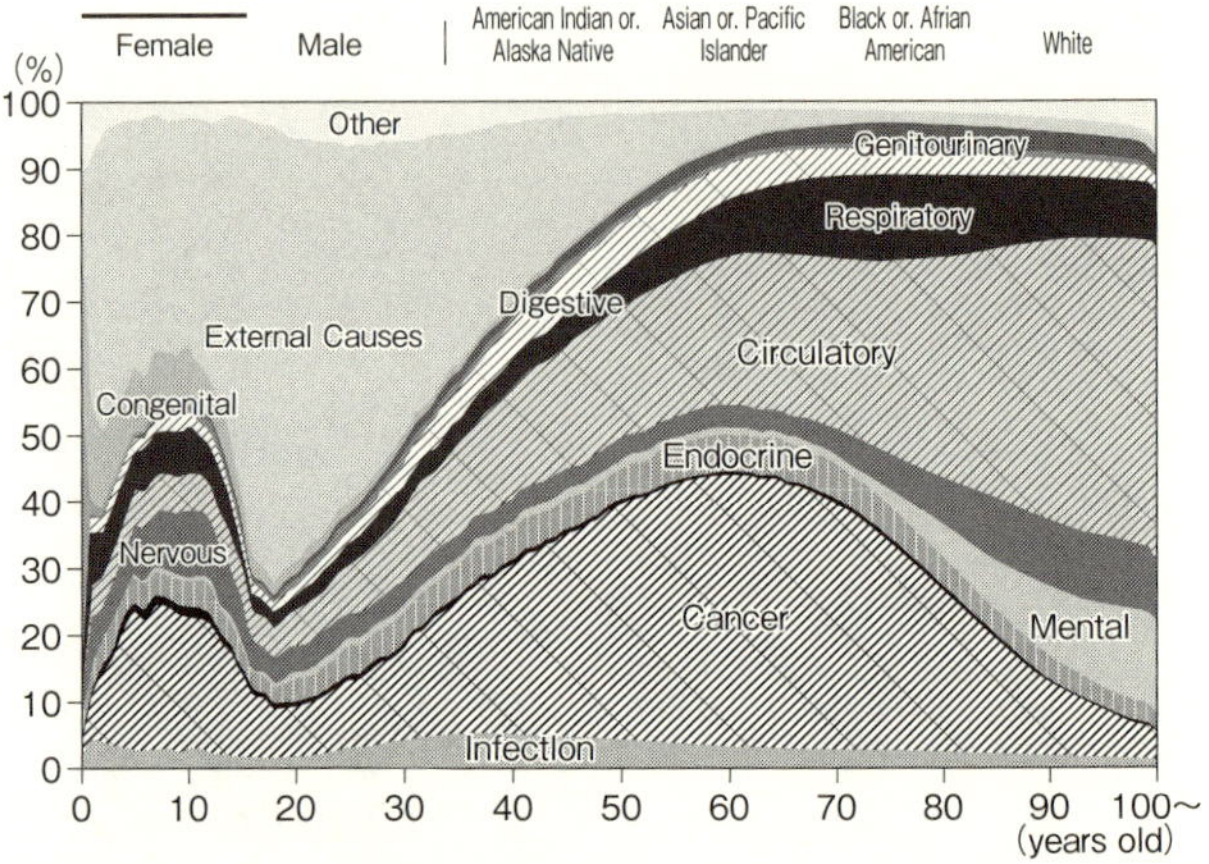

資料:「Causes of Death」BY NATHAN YAU

は、じつは個々の人間のなかでも行われているのです。

血圧が高いから降圧剤を飲み、血管が詰まりそうだからと抗凝固剤を服用し、糖尿病になったからインスリンを打ち、がんになったから抗がん剤を投与する。死因にならないように、病気の症状を抑える薬物を次々と、ひたすら身体に入れ続け、最終的には薬が「毒」となり腎臓をやられてしまったとしたら、腎臓がババを引いて終わったね、という結果になるだけなのです。

P.58～59の【図表6】の左側にある老化疾患を複数患うということは、ご自身の身体のなかでババ抜きをし続けることになるのです。であるならば、臓器細胞は健康でがんになったほうが、対症療法の薬漬けにならずにすむのではないでしょうか。

だから、私は八十歳を過ぎるまで健康を維持して、がんになり、死と向き合いながら数年を過ごして死にたいと考えているのです。

身体中の細胞を集めても、手のひらの四分の一にもならず

話が大きく逸《そ》れてしまいましたが、それでは、前章で解説した「細胞の老化」に続き、「肉体の老化」について考えていきましょう。

私たちの肉体が、会社の社屋だと考えてみてください。社屋にはたくさんの社員＝細胞が働いています。その数はもっとも多い時期で六十兆個にもなるといわれています。ものすごい数の社員のように感じますが、じつは、社屋は社員の人数に比べると非常に大きく、意外にも屋内はスカスカしています。実際に身体中の細胞を集めてみても、人の手のひらの四分の一にもなりません。とても優雅なオフィスなのです。

腸の粘膜や皮膚の表面は、免疫の入り口。簡単にいえば、外敵の侵入を防ぐ必要があるためにびっしりと細胞が並んでいますが、他の臓器にはポツポツと細胞があるというイメージ

です。警備のしっかりした会社といってもよいでしょう。

社屋のほとんどは、「コラーゲン」と呼ばれるタンパク質でできています。コラーゲンはビルをつくるコンクリートや、社内の事務機器やコンピュータをつくる素材だと思ってください。

さて、立派な社屋のなかで元気な社員が働いているイメージは持てたでしょうか。ここまで話してきた細胞の老化は、このイメージに基づいていえば〝社員の高齢化〟に当たります。社員が高齢になったら平和的に定年退職をしてもらい、そのぶん新入社員が入ってくれれば、会社の機能は維持できます。アポトーシス（細胞の自殺）がきちんと行われて、「幹細胞」が新たな細胞をつくってくれれば、細胞の働きが衰えることはありません。

しかし、どんなに社員が若くて勤勉だったとしても、社屋のメンテナンスをしなかったらどうなるでしょうか。外壁はボロボロ、屋内の机や椅子はガタガタ、仕事に使う機器やコンピュータに至ってはメンテナンスやシステム更新がされておらず、使いものにならないとしたら……。当たり前ですが、この状態でいい仕事をすることなんて不可能でしょう。無論、社員のモチベーションも上がりません。

つまりいい社員がいても、社屋やシステムが老朽化していれば、ポテンシャルを発揮できない老化した会社になってしまうのです。

肉体においても同様で、どんなに細胞が元気であっても、肉体をつくる組織が老化していては、健康を維持することはできません。

まず、組織の形状について説明しましょう。

組織のほとんどは、タンパク質からつくられています。ちなみに平均的な成人の場合、体重の約二〇%はタンパク質の重さ、六〇%は水分、一五%が脂肪です。

タンパク質のなかの約三〇%、つまり体重の約六%を占めるのがコラーゲンです。コラーゲンは内臓、皮膚、筋肉、骨などあらゆる組織に含まれていますが、その存在の仕方が少し変わっています。細胞と細胞の隙間《すきま》に入り込み、細胞同士をくっつけると同時に、細胞を整然と並べる仕切りのような役割をしているのです。ですから、細胞が集まっているところには、必ずコラーゲンがあります。

そのコラーゲンを支えているのが、こちらもタンパク質の一種である「エラスチン」です。「弾性繊維」とも呼ばれ、コラーゲン同士を結びつけて網目状に構成する働きをしています。この構造物は、ゴムのように伸縮する性質があり、弾力や柔軟性を保つ役目も担っています。肌の「真皮」といわれる部分は、このエラスチンが成分になっています。

そしてもうひとつ、大切なタンパク質が「フィブリン」です。何らかの刺激で傷ができ、血管が破れたときに、網目状の膜をつくって血小板血栓を固める役目をします。

このように、細胞の外周に形成される繊維状、または網目状のタンパク質による構造体のことを総称して、「細胞外マトリックス」と呼びます。

この細胞外マトリックスが柔軟でしなやかな状態であれば、組織は若さを保っているといえます。皮膚、血管、腱、筋肉、骨など、あらゆる組織を若々しく維持するためには、細胞外マトリックスを構成するタンパク質が柔軟でなければならないのです。

変性タンパクの蓄積が原因で発症する「アルツハイマー」

「細胞外マトリックス」が第二章で解説したような「酸化」「糖化」「炎症」といったストレスを受けると、細胞と同じように変性し劣化します。

その結果、細胞外マトリックスを構成するタンパク質に「硬くなる」という変化が現れます。これはタンパク質が変性し劣化するためです。変性したタンパク質は体内のタンパク質分解酵素では分解しにくく、結局は体内に蓄積してしまいます。

変性タンパクが蓄積されることで発病する、もっとも有名な病気は「アルツハイマー病」でしょう。脳のなかでつくられる老廃物「アミロイドβ」が蓄積することで、アルツハイマーの原因となる老人斑《はん》がつくられます。すると、神経細胞内の微小管から「タウ」というタンパク質がはがれ落ち、こちらも蓄積していきます。アミロイドβもタウも、人間が持っている酵素では分解できず、溜まる一方ですから、蓄積したタンパク質が固まって、脳の機能を阻害し、アルツハイマーの原因になると考えられているのです。この蓄積が始まって十～二十五年経過すると、脳神経細胞が死滅しはじめるといわれています。

つまり、脳神経細胞がまだしっかりしているというのに、脳の組織が変性したことで機能しなくなる。アルツハイマーというのは、まさに社員は元気なのに、バグだらけのパソコンや、古くなったシステムを使って作業することで、効率が悪いだけでなく、仕事として成り立たなくなってしまった状態だといえるのです。

歳をとると身体が硬くなるのは、関節や筋膜の柔軟性が失われるから

歳をとると、得てして身体が硬くなります。一般的な柔軟性の指針となる前屈をしてみる

と、若いときに比べて確実に硬くなっていることに気づかされます。細胞は比較的元気だったとしても、関節や筋肉の表面にある筋膜が硬くなり、柔軟性が失われてきているのです。本来のタンパク質は、コラーゲンやエラスチンのおかげで、柔らかく、柔軟性のあるゴムみたいな性質だったはずなのです。

輪ゴムが古くなると、カチカチになってボロボロ崩れてしまうことはご存じだと思います。長期間、活性酸素にさらされ、脂や糖などがくっつき「酸化」と「糖化」を起こした挙げ句、「炎症」によって組織が繊維化してしまったのです。筋肉を覆《おお》う筋膜が古くなったゴムのように硬くなっていれば、伸ばそうと思って無理に引っ張ると〝パツン〟と切れてしまいます。だからこそ、中年期以降のお父さんが子供の運動会でアキレス腱を切った、というような話が後を絶たないわけです。

そうならないためには、「酸化」「糖化」「炎症」を抑えること。食事に気をつけて、生活習慣を見直して、怪我《けが》をしないこと。そのうえでストレッチ運動や「水素治療」を加えていけば、少しずつ柔軟性を取り戻すチャンスはあるかもしれません。

カルシウムを摂るだけでは、骨粗鬆症は防げない

ここで、骨の老化についてもお話ししておきましょう。

歳をとると骨折も増加します。その背景に骨粗鬆《そしょう》症があるのは間違いありません。しかし、ここで勘違いしないでほしいのは、カルシウムさえ摂取すれば骨粗鬆症は防げる、という考えです。じつは、骨の体積の五〇％はコラーゲンでできています。つまり、骨の劣化もタンパク質の変性、タンパク質が硬くなるために起こるのです。

骨と皮膚は、基本的には同じような構造をしています。コラーゲンのなかに、天然の保湿成分であるNMF（ナチュラル・モイスチャライジング・ファクター）が入れば皮膚であり、カルシウムが入れば骨になります。

柔軟性のあるコラーゲンの部分はしなります。ですから骨は、健康な状態であれば、しなることで簡単には折れないようにできているのです。ところが、コラーゲンが硬くなり、柔軟性を失った骨は、軽い衝撃でもポキッと折れてしまいます。

つまり、骨の老化は弱くなることではなく、硬くなるところに原因があるのです。ですか

ら、カルシウムをたくさん摂取しただけで、骨折しにくい骨になるわけではありません。カルシウムはあくまでも骨密度を増やすもの。骨の質を高めるためには、コラーゲン部分の柔軟性を損なわないようにするしかないのです。

能面のような顔立ちを生む、美容レーザーによるシワ取り

こうしたタンパクの変性は、身体にとって必要なために行われていることもあります。進化の過程でタンパク質をカチカチに硬くしてしまった部位、それが爪と髪の毛です。誤って髪の毛を食べても、消化されずに排泄《はいせつ》されますし、ミイラの髪の毛は、腐ることなく残っています。じつは表皮の硬くなった角質も、ミイラになっても残っています。それだけ硬く、酵素では分解できない状態になっているわけです。

また、怪我をしたあとに傷口が硬くなるのは、繊維化した特殊なコラーゲンをつくって傷口を硬くさせているためで、ある意味、生体の防御反応ともいえます。その原理を応用したのが美容レーザーによるシワ取りです。火傷《やけど》を起こして変性タンパクをつくり、シワを取るわけですが、イメージとしては、フライパンの上で肉を焼くようなもの。熱を加えると肉は

縮み、そして硬くなります。それと同じ原理で、レーザーで焼いてギュッと皮膚を縮めたことにより、シワを見えない状態にしているわけです。

皮膚の下で何が起こっているかといえば、レーザーは紫外線の一種ですから、活性酸素で皮膚内は大いに「酸化」してしまいます。その影響で、「細胞外マトリックス」のタンパク質がみるみる硬くなり、変性したタンパク質が溜まっていくわけです。その結果、皮膚がこわばります。ですからレーザーで顔のシワを取った方というのは、手術前のような表情がつくれなくなり、能面のような顔立ちになってしまうことが多いのです。

糖尿病は、三大ストレスで細胞も肉体も滅ぼす恐ろしい病気

三大ストレスによる「老化」を説明するうえで、もっともわかりやすいのが糖尿病です。前章まででお話しした細胞の老化と、本章で説明した組織の老化。その両方の歯車を狂わせながら、糖尿病は症状を悪化させていきます。

P.74〜75の【図表10】の円状に示した部分は、細胞のサイクルです。口から取り入れたタンパク質は消化吸収され、アミノ酸に分解されます。そのアミノ酸を再合成して、各臓器な

【図表10】３大ストレスによるタンパク変性

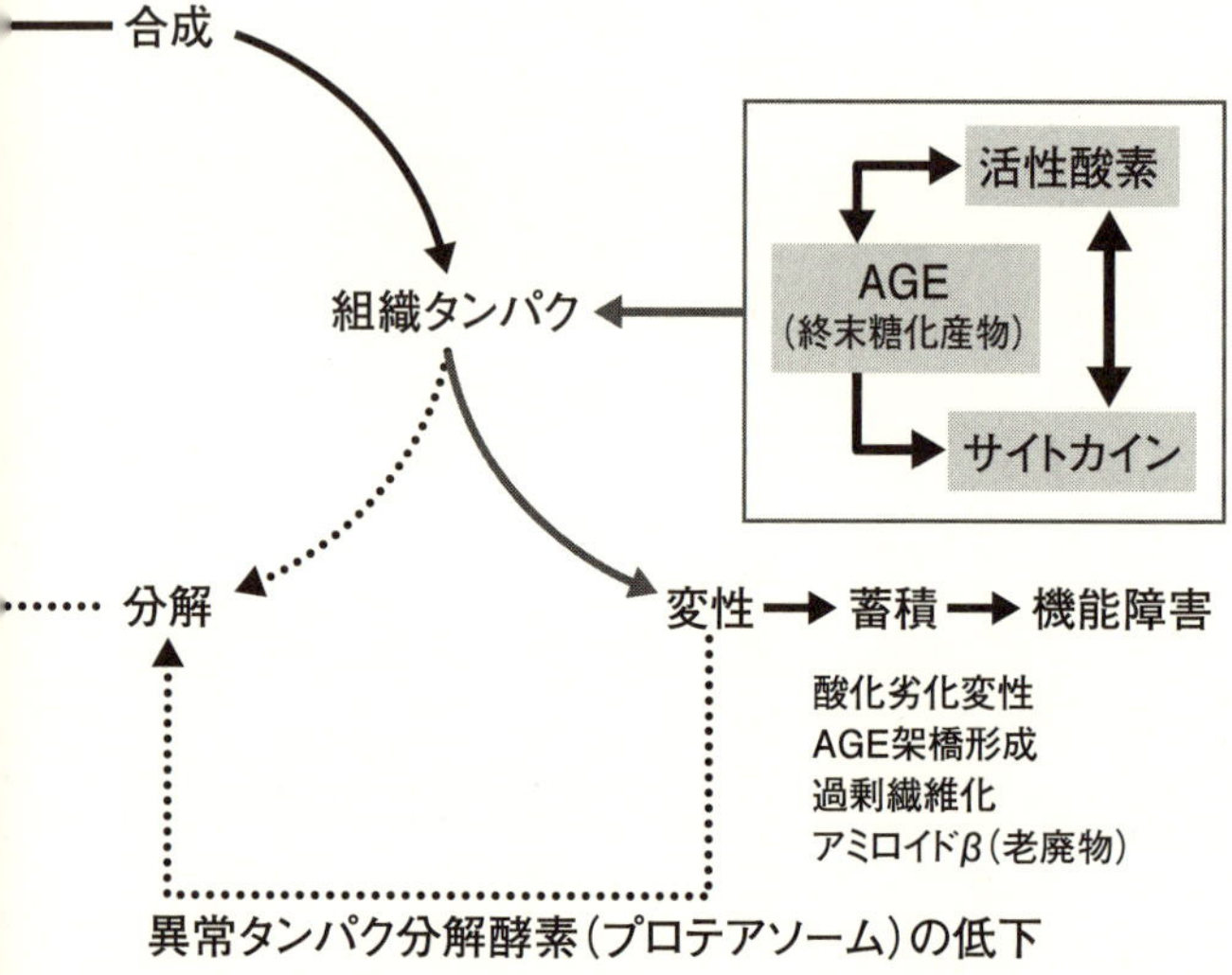

どの組織タンパクとして利用します。古くなったタンパク質は分解され、新しく取り入れたタンパク質と一緒になって、また新たな細胞へと生まれ変わります。この流れは第二章で細かくお伝えしたとおりです。

ところが、年齢を重ねると、このサイクルがゆっくりになっていきます。〝新陳代謝が遅くなる〟と表現するとわかりやすいでしょうか。こうなると、組織タンパクが三大劣化ストレスの悪影響を受ける率が高くなるわけです。熱い鉄板の上で、裸足のまま足踏みをしていることを想像してください。素早く足を動かし

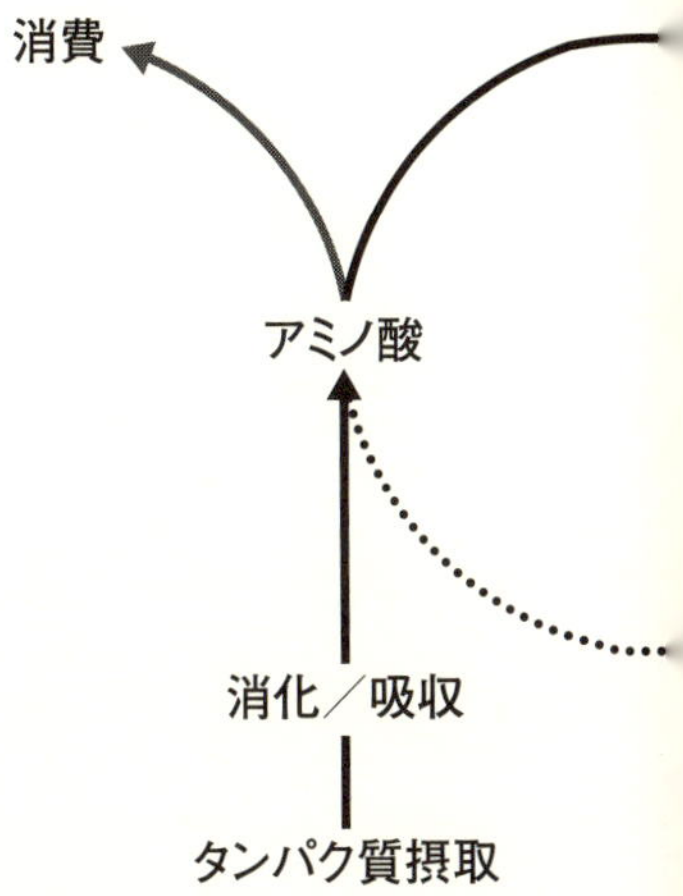

資料：各種資料をもとに、筆者が作成

ていれば火傷をしないですむかもしれませんが、鉄板の上に直立不動でいれば、足の裏にひどい火傷を負ってしまうことになります。

「酸化」と「炎症」によって生まれたＡＧＥ（終末糖化産物）の影響を受けて、組織タンパクは変性し、その老廃物が蓄積されて組織の機能に障害が生まれてしまいます。

「水素治療」を行い続けたら、病気にはならないのか

この章で述べたような組織の劣化は、加齢によって誰にでも少なからず起こることです。もし百二十五歳まで生きたとしたら、おそらく一〇〇％に近い確率で糖尿病になるだろうと予測できます。

長いあいだ、活性酸素にさらされてきた肉体が「酸化」による悪影響を受けることは、どうしても避けられません。

では、「水素治療」を行い続けたら病気にならないかと問われると、それも一〇〇％「ＹＥＳ」とは言いがたいところです。もちろん、日々生まれる悪玉活性酸素を「水素」で取り除き、つねに体内をリフレッシュさせ続ければ、肉体や細胞が老化することを抑制することはできます。身体が硬くなることや、皮膚がシワになることを遅らせることはできるでしょう。

しかし、人はつねに外敵にさらされて生きています。空気中には排気ガスやＰＭ2.5のような有害物質が混ざり、食事には農薬や添加物が使用されています。そうした〝毒〟が、老化を促進してしまうのです。

「水素治療」で行えることには限界があります。ですから、アンチエイジングを本気で考えるなら、次の第四章でお話しする「ディフェンスの治療」がどうしても必要になってくるのです。

COLUMN❸ 長寿の秘密は「くず餅」

糖質の制限をしていても、ときとして甘い物が無性に食べたくなることがあります。そんなときにお勧めなのが「くず餅」です。葛《くず》切りの葛ではなく、小麦粉を練ってつくる「くず餅」です。

スーパーなどで安価に売られているものは、製造工程が違っている場合があるかもしれませんが、伝統を守ってつくられているくず餅は、素晴らしい健康食品です。

くず餅の老舗といえば、東京下町・亀戸天神に店を構える船橋屋さんです。ひょんなことから同社社長と知り合い、話を聞く機会がありました。

くず餅の製造にはとても時間がかかるそうです。小麦粉を練って水洗いしたあと、地下天然水を使用し15カ月発酵させ、じっくりと熟成させる。発酵まではじっくり行い、いざ製品化すると賞味期限は２日。余計なものをいっさい加えないからだといいます。

きなこに利用する大豆は、その日に使う分量だけ焙煎《ばいせん》し、黒糖蜜は沖縄産の黒糖をベースに、数種類の砂糖を独自にブレンドした秘伝のもの。ミネラルなどの栄養分が豊富に含まれているそうです。

そんな話のなかで、社長がこんなことを言いだしました。

「くずを発酵させていると臭いがすごくて。でもね、不思議なことに、発酵したくずを水で洗い流すと、下水が清流みたいにきれいになるんですよ」

と。私はすぐに「工場を見せてほしい」と社長に頼み込みました。「辻先生、臭いからやめたほうがいい」と笑う社長を説得して、すぐに工場を案内してもらいました。

するとそこには200年の歴史を持つ木の樽があり、ヨーグルトのような酸っぱい香りが充満していました。私には、その樽のなかに乳酸菌が大量に発生していることがすぐにわかりました。樽のなかの水をすくって私が飲もうとすると、「先生、死んじゃいますよ」と制止する社長。おかまいなしに飲んでみると、やはり乳酸菌でした。植物性の乳酸菌。身体に悪いはずがありません。

この水が悪い菌を洗い流すから下水が清流のようになることを説明すると、社長のほうが驚いていました。私に言わせれば、この廃液こそ宝物。くず餅はアンチエイジングのための和菓子だと気づかされました。

船橋屋の工場にうかがってさらに驚いたことは、社長をはじめ働く方たちが、男女を問わず肌がツヤツヤしていて、若々しいことでした。うかがうと、社長は長寿の家系で、代々100歳超えなのだそう。毎日くず餅を試食する彼らは、自然にアンチエイジングを実践していたわけです。

発酵食品のパワーをくず餅で再認識させられた工場見学となりました。

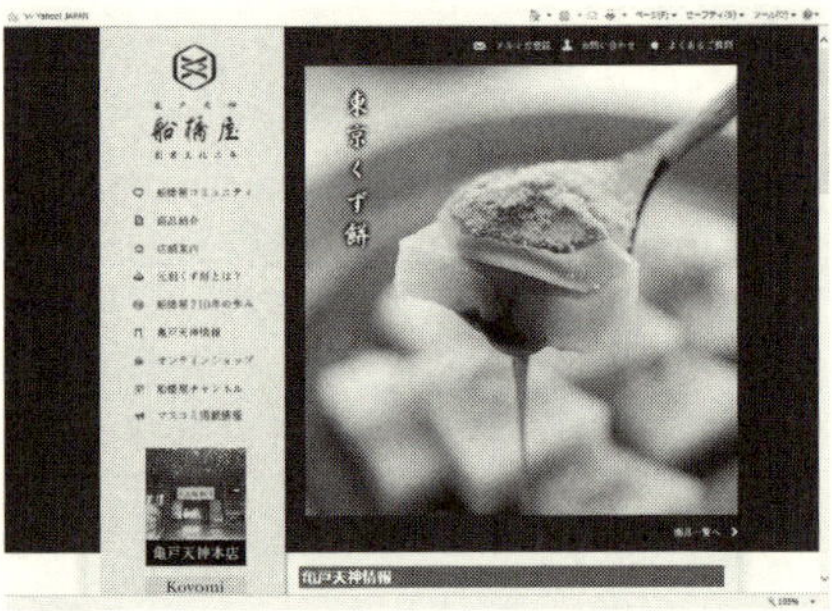

船橋屋ホームページ

第四章

「生」と「執着」への断捨離を。

余計なものをプラスする前に、余分なものを身体から排除する

ここまで、細胞と肉体の両面から「老化」の起こる仕組みを説明してきました。「酸化」「糖化」「炎症」の三大ストレスこそが、老化を起こす根本原因であることはおわかりいただけたと思います。

老化に対抗するために、私が「水素治療」を行なっていることは確かです。しかし「水素治療」をどれだけ施したところで、「酸化」「糖化」「炎症」を大量に招くような生活習慣を続けていれば、老化の進行を止めることは叶いません。

そこで、「水素治療」の詳細を公開する前に、日々の生活のなかで気をつけてほしいことをお伝えしておきます。なかでも大切なのは、「絶対にしないでほしいこと」「できるだけ避けてほしいこと」といった引き算です。

アンチエイジングというと、「この食材を食べれば若返る」「サプリメントで骨が蘇《よみがえ》る」「美容液でマイナス○○歳肌になる」「下着をつけるだけで腰痛が治る」等々、何かをプラスする手法が世の中にはたくさん出回っています。もちろん、効果の期待できるものもあるで

しょう。

しかしその目的は、あくまでも商品を売ること。読者の方のなかにも、さまざまなアンチエイジング商品や食品を購入して、途中で投げ出したり、食べ残したまま消費期限が過ぎてしまったりして、空《むな》しく引き出しの中に仕舞い込まれているものが、ひとつや二つあるのではないでしょうか。売る側は、買ってもらえればいいわけですから、次から次へと新商品をつくります。成分がほとんど同じでも、商品名や宣伝文句を変えて「新製品」とすれば、消費者は「今度こそ」と買ってしまう。この繰り返しのなかでは、決して真のアンチエイジングを実現することはできません。

なにより、いま身体のなかで起きている「老化」を促進させている現象をストップさせせなければ、何をプラスしても効果は打ち消されてしまうのです。「オフェンスの治療」よりも「ディフェンスの治療」だと、私はつねづね患者さんに申しあげるのですが、余計なものをプラスする前に余分なものを身体から排除することが、アンチエイジングのスタートです。

まずは、自分のなかで〝断捨離〟を行いましょう。食べものや飲みもの、生活習慣はもちろんですが、「生」への断捨離、すなわち「執着」への断捨離も行なってほしいと思います。「やめるべきものをやめる」が、アンチエイジングの原点です。

では、アンチエイジングのための断捨離を、具体的に紹介していきましょう。これらが整えば、「水素治療」の効果がダイレクトに身体に響くようになります。

断捨離❶：高GI糖質を断つ

糖質制限はアンチエイジングの基本中の基本

「糖質制限」を利用した健康法は、いまだブームが収まる気配はありません。賛否両論ありますが、糖質を過剰に摂取すれば、老化を促進してしまうことは避けられないでしょう。私に言わせれば、糖質制限はブームでもなんでもなく、老化を抑制する最大のファクターであり、アンチエイジングの基本中の基本ということになります。

「ミトコンドリア」がつくるエネルギー量は、その人が活動するために必要な量に調整されています。その必要な分のエネルギーを、〝ミトコンドリア発電所〟では、糖や脂質、それに酸素を材料にしてつくっています。ところがお腹いっぱいになるほどの炭水化物や、砂糖たっぷりのお菓子など、糖類がたくさん入ってきたらどうなるでしょうか。ミトコンドリアには処理しきれない量になるわけですから、高血糖の状態になります。

こうなると、老化の負の連鎖であるAGE（終末糖化産物）づくりが始まってしまうのです。さらには活性酸素の影響によって、p53遺伝子が正しく働かず、アポトーシス（細胞の自殺）できなかった老化細胞が臓器のなかにたくさん溜まります。臓器そのものや血管も傷つき、硬くなり、正常な機能が阻害されるようになっていきます。

いってみれば、過剰な糖質は万人にとって「毒」なのです。

その「毒」がたっぷり含まれた炭水化物や糖を毎日、過剰に食べることは、アンチエイジングの対極にあることは誰の目にも明らかです。「完全糖質抜き」を提唱するつもりはありませんが、一日三食、炭水化物を摂《と》り、おやつに砂糖たっぷりのお菓子を食べることは、アンチエイジングをめざすのであれば、いまこのときからやめてほしいと願わずにはいられません。

お腹が空いたという感覚がなければ、一食や二食抜いても何も問題はありません。お昼休みが来たから、白米かパンか麺……というように炭水化物を食べるというのは、いままでの生活で培《つちか》った悪習慣であって、正しい行為ではないのです。私は一日に小さなおにぎり一個で、炭水化物は十分だと感じています。成長期でもないおじさんが、溢れ返るほどの糖質を摂れば、時間の問題で糖尿病になることはわかりきっていますし、なによりそのくらいの量で、体調は非常によい状態で保たれているからです。

お金のかからない健康法「カーボファスティング」

私のクリニックでは開院以来、肥満や生活習慣病の治療というだけでなく、アンチエイジングに真剣に向き合う方に向けて食事指導を行なってきました。その食事法はとてもシンプルなものです。

①主要六糖をやめる……米、小麦、コーン、イモ、糖、アルコールをできるだけ摂らない
②タンパク質：野菜&海藻を2：8で、食事のメニューを組み立てる
③アレルギーのある食品は避けるか、ローテーションで食べる

【図表11】「カーボファスティング」の推奨食品とNG食品

× 糖類	○ タンパク／野菜
米 米、煎餅、もち、米粉など	肉 鶏肉、豚肉、牛肉、羊肉、馬肉
小麦 パン、麺、小麦粉製品など	魚介 魚全般、貝類全般、甲殻類全般、タコ、イカ
コーン トウモロコシ、トルティーヤなど	卵 卵および卵料理
イモ／根菜 ジャガイモ、サツマイモ、 その他加工製品など	大豆／ナッツ 豆腐、納豆、豆乳、枝豆、 ピーナッツ、アーモンドなど
糖 砂糖、ショ糖、はちみつ、 メープル、人工甘味料など	野菜（葉野菜） キャベツ、レタスなど
アルコール 日本酒、ビールなど酒全般	海藻 わかめ、昆布、メカブ、寒天など

資料：各種資料をもとに、筆者が作成

この三つを守っていただくだけで、何らかの症状を持っていた方はそれらが軽減され、健康が増進されたと実感できる方法です。「糖断食＝カーボファスティング」と呼んでいますが、この方法の優れているところは「お金がかからない治療法」という点です。

最近よく耳にする「食べたことをなかったことにするサプリメント」や「消化を助けるお茶」を飲むことが悪いとはいいません。安全性が守られているのであれば、飲む、飲まないは各人の自由です。しかし、結局は「加える」方法であって、お金が余分にかかることになります。だとしたら、最初から余計なものは食べないほうが、身体にとっても財布にとっても優しいのは当たり前のことです。

前ページの【図表11】は、カーボファスティングの推奨食品とNG食品を表示したものです。NGの食品群はたしかにおいしいものばかりだと、私も思います。しかし、何らかの疾患や具合の悪さを自覚していて、治療にお金をかけたくないと考えるのであれば、まずは一カ月、できれば半年間、これらを断つことに挑戦してみませんか。

この食事法を推奨しはじめたころは、多くの批判的な意見をいただきました。ようやく最近になって「糖質制限」という言葉が認知され、理解が進んでいるように感じます。

では、カーボファスティングの方法と、その必要性について具体的に説明していきましょう。

白砂糖はキレる子供を増やす「ホワイト・デビル」

「ホワイト・デビル」という言葉を聞いたことがあるでしょうか。食材のなかで白い粉状のものは「ホワイト・デビル」と呼ばれ、身体に悪影響を与えるといわれています。

その代表格が「白砂糖」です。砂糖の原料は主にはさとうきびやビートですが、そのまま使用されるわけではなく、精製することで白い色になっているのです。たとえばサトウキビが材料であれば、細かく切り砕《くだ》き、汁を搾《しぼ》り、そこに石灰乳を加えて加熱や凝固、沈殿、濾《ろ》過《か》などを繰り返し、遠心分離器にかけ……と、非常に多くの工程を経て結晶が取り出されます。

長い精製のあいだには、多種多様の薬剤が使用され、本来のミネラルやビタミンは壊されており、ミネラル分に当たる灰分の含有量は、グラニュー糖や上白糖では約〇・〇一％といわれ、ほぼゼロに近い状態です。

「自然のもの」とはとても言いがたく、白砂糖を摂ることで生じる身体への悪影響は、非常に大きなものになります。

第一には、血糖値が急激に上がります。身体は慌ててインスリンを大量に放出し、血糖値を下げようとします。血糖値を急激に下げると、アドレナリンが大量に分泌されます。このアドレナリンという物質は別名「攻撃ホルモン」とも呼ばれ、気持ちを苛《いら》つかせ、暴力的な言動を起こさせる作用があるといわれています。

すぐにキレる子供たちが多くなっている原因も、甘いものを食べる機会が増えていることに起因しているのではないか、と問題視する声もあります。大人でも同様に、情緒不安定やアレルギー、認知症などが、白砂糖の過剰摂取と関連している可能性が指摘されているのです。

また、白砂糖の摂りすぎは、ビタミンB_1欠損症を招きます。体内で糖類を分解するためには、ビタミンB_1が使われるからです。甘いお菓子を食べるのであれば、前後の食事でビタミンB_1の多く含まれる、レバーや豚肉、豆類などを食べることを心がけるべきでしょう。

GI値の高い食品はできるだけ避ける

食品を摂取したことで血糖値が上がります。その上がり方を数値で表したものを、「GI値（グリセミック指数）」と呼びます。その数値は食品によってまちまちで、含まれる糖質の量や質、消化のしやすさなどによって変わってきます。GI値が低いほどインスリンの量は抑制できるため、低GI食品がダイエットや糖尿病食として注目を集めています。

GI値の高い食品にはパン、うどん、白米、はちみつ、パンケーキ、ジャガイモ、バナナ、ニンジンなどが挙げられます。同じパンでも、胚芽入りのパンはGI値が少し下がります。

対してGI値の低い食品は、大豆、緑黄色野菜、キノコ、海藻、アボカド、ヨーグルト、牛乳などです。肉類や魚介類は、低GI食品とまではいえませんが、それほど高いGI値ではありません。

このことから、お腹が空《す》いているときに炭水化物をいきなり食べると、GI値は一気に上昇するということが理解できます。血糖値を下げようとしてインスリンが分泌されると、結果的には脂肪がつくられ、脂肪の分解も抑制されてしまいます。その先には、肥満、そして臓器の「糖化」という恐ろしい道が待っています。

甘い米をやめて、昔ながらの米を食べる

最近の白米はおいしいと評判です。甘み、粘り気、風味が強く、おかずなしでも食べられるほど。一般的に「おいしい」と評価される米は、甘みと粘りが特徴です。代表的なブランドでいえば、「コシヒカリ」「あきたこまち」「ひとめぼれ」などです。

こうした米の味や食感を左右するのは、米のデンプンの種類。大きく分けてアミロースとアミロペクチンというデンプンが含まれているのですが、アミロペクチンが多いと、モチモ

チした甘みのあるご飯になります。「もち米」は一〇〇%アミロペクチンです。

対して、アミロースが多いとさっぱりした食感になります。アミロースの多い米の代表はウルチ米系の「ササニシキ」です。ひと昔前までは、ササニシキが日本の食卓の主役でした。さっぱりした味で甘みは強くありません。ですから、ふりかけや海苔の佃煮といったご飯のお供が、昔の食卓では大活躍していました。

米の話をお伝えしたのは、血糖値とアレルギーの問題があるからです。甘い米は、当然ながら、食べた直後に血糖値を一気に上げてしまいます。ですから、モチモチのコシヒカリに、甘く味を付けた丼物の具を載せて大量にかき込むようなことをすれば、過剰な「糖」が身体のなかで確実に生まれてしまいます。

また最近、米アレルギーの子供が増えていることはご存じでしょうか。しかし不思議なことに、アミロースの多いササニシキなどではアレルギーが出にくいことがわかっています。そのため、アミロペクチンがアレルギーの原因になっているのではないかと騒がれるようになってきました。もちろん、真相はわかりませんが、米を食べるなら、昔ながらのウルチ米系を食べるほうが、「酸化」「糖化」「炎症」を抑えるにはお勧めです。

甘すぎる果物はメタボリック・フルーツ

米と同様に、果物も近年、とてもおいしくなってきています。元来、果物は水分摂取のために食べられてきました。そのため、さっぱりとした、甘みの強くないものが多かったのです。ところが生産農家の努力により、いまは糖度が高くお菓子のようなおいしさの果物が、日本各地、世界各国でつくられるようになりました。

果物に含まれる「糖」は、果糖、ブドウ糖、ショ糖、糖アルコールの四種類です。これらの「糖」のほとんどはブドウ糖に分解されることなく、肝臓でグリコーゲンとなって貯蔵されます。そして、貯蔵できる適正量を超えると、直接、中性脂肪に変わっていくという流れになりますので、日々の食生活では食べすぎないにこしたことはありません。

いわゆる白砂糖とは分解、吸収のされ方が違うため、すぐに「酸化」「糖化」「炎症」という老化の促進をするわけではありませんが、野菜を適正量食べている人であれば、ビタミン類も野菜で十分摂取できているはずです。「果物を食べなければいけない」という考えは、捨てていただいてもかまいません。

糖質中毒から抜け出すと、身体が軽くなる

「糖」には常習性があると指摘されています。甘いものを食べると、脳の伝達物質であるドーパミンが大量に分泌されます。これによって快感中枢が刺激されます。また、血糖が急激に増えると、快楽物質のセロトニンが分泌されます。セロトニンはうつ病の患者さんに使用する薬でもあり、脳内にモルヒネを放出します。すると、気分が高揚し、幸福感を味わうことができると考えられています。

つまり、「糖」を摂取することで起こる幸福感は、モルヒネ同様、「もう一度味わいたい」という欲求を生む中毒性のあるものなのです。

危険ドラッグや覚醒剤で逮捕された人が、釈放後も薬をやめられないように、糖質も断ち切るのが非常に難しい常習性を持っています。しかし過剰に摂取し続ければ、確実に身体の老化を加速させてしまいます。とくに血管と肝臓、膵《すい》臓にかかる負担は大きく、生活習慣病を罹患《りかん》する率は大幅に上がってしまいます。

糖質すべてをやめることは難しくても、炭水化物を一日一食にする、甘いおやつを控える

といった努力から始めてみてはいかがでしょうか。糖質を減らしていくと、数週間で身体が軽くなることを実感できます。また、食後の眠気を感じにくくなり、有効に時間が使えるようになるはずです。

断捨離❷：アルコールの量を減らす

「顔が赤くなる人は飲むな！」が鉄則

「酒は百薬の長」ともいわれますが、これはあくまでもリラックス効果として語られているのであって、アルコールを摂取したことで、身体にいい影響が出るわけではありません。アルコールの「糖」と、砂糖の「糖」は若干、質の違うものではありますが、体内を「糖化」させる悪影響はどちらにもあります。

厚生労働省が飲酒量と健康について日本人男性を対象に研究したところ、平均して二日で

【図表12】酒類別の純アルコール約20gを含む量

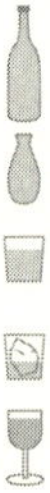

ビール(アルコール度数5度)…………………	中びん1本(500mℓ)
日本酒(アルコール度数15度)………………	1合(180mℓ)
焼酎(アルコール度数25度)…………………	0.6合(110mℓ)
ウイスキー(アルコール度数43度)…………	ダブル1杯(60mℓ)
ワイン(アルコール度数12度)………………	1杯(約120mℓ)

資料:厚生科学審議会地域保健健康増進栄養部会・次期国民健康づくり運動プラン策定専門委員会「健康日本21(第2次)の推進に関する参考資料〜栄養・食生活、身体活動・運動、休養、飲酒、喫煙及び歯・口腔の健康に関する生活習慣及び社会環境の改善に関する目標」

純アルコール約二十gを飲酒する人が、もっとも死亡率が低いという結果が出たといいます。【図表12】に、厚生労働省が発表した酒の種類別の目安量を表示しました。二日でこの量ですから、必ず休肝日を取るように厚生労働省では指導しています。

では、アルコールの何が老化の原因となるのでしょうか。

アルコールは消化器官や小腸の消化酵素で分解され、「エタノール」となって胃や小腸から吸収されます。エタノールは血管を通り、肝臓に運ばれます。肝臓では約九〇%のエタノールが、「アルコール脱水素酵素」によって「酸化」し、有害物質「アセトアルデヒド」に分解されます。アルコールを飲んで顔が赤くなる、頭痛がする、吐き気がする、眠くなるといった症状が出るのは、アセトアルデヒドの仕業です。

人体にとって有害なアセトアルデヒドは、肝臓細胞内のミトコンドリアが持つ「アセトアルデヒド脱水素酵素」によって「酢酸」という無害な物質に分解されます。このときにアセトアルデヒド脱水素酵素の力が足りないと、残ったアセトアルデヒドは血液によって全身を巡り、身体のあちこちを「酸化」させ、再び肝臓に戻り、ようやく酢酸に分解されることになります。分解された酢酸は、血液によって全身の細胞に運ばれ、最終的には水と二酸化炭素に分解され、呼気や尿、汗となって体外に排出されます。


アルコールのもっとも怖いところは、アセトアルデヒドによる影響です。アセトアルデヒド脱水素酵素で分解できなかったアセトアルデヒドは、それ自体毒性を持つだけでなく、身体のタンパク質と結合すればAGEとなり、「糖化」が始まります。さらにAGEが受容体（レセプター）と結合すると、悪玉活性酸素が発生し、「サイトカイン」も放出され「炎症」が起きてしまいます。

身体にとっては、「酸化」「糖化」「炎症」のトリプルパンチを受けるわけです。しかもAGEが蓄積され、各臓器の機能に障害を与えますし、腎臓への負担は甚大です。酔う症状が現れる方は、なるべくアルコールの量を減らし、飲む日数は減らすべきです。

欧米人に比べて、黄色人種はアセトアルデヒド脱水素酵素を遺伝的に持っていない人が多いといわれています。アルコール耐性は検査で調べることもできますが、飲んでみればすぐに結果がわかることです。身体の反応に正直になることが、アンチエイジングにとっては重要です。

じつは私も、三年くらい前までワインをひと晩に五本くらい空ける酒豪でした。いくら飲んでも酔わず、顔や身体にも変化が現れません。ところが、四十代後半のことでした。ある日突然、飲むと顔が赤くなるようになったのです。その時点で、アルコールは断ちました。それ以来、体調もメンタル面も非常に充実しています。

どうしても飲むなら、腸内環境によい酒の肴を選ぶ

もちろん、つき合いの関係で酒を飲まなければならない方もいらっしゃるでしょう。そうしたときにはぜひ、つまみに気を遣ってもらいたいと思います。具体的には、腸内環境を整えるということです。

最近、「腸内フローラ」という言葉が流行し、われわれの消化管内に共存（共生）する細菌たちの重要性が見直されてきました。腸内細菌はよく「善玉菌」「悪玉菌」「日和見《ひよりみ》菌」に分類されます。簡単に説明すると以下のようになります。

- 善玉菌：生体を守る、有用な成分を製造・分泌する……乳酸菌、ビフィズス菌など
- 悪玉菌：生体を破壊する、毒性物質を製造・分泌する……ウェルシュ菌、ブドウ球菌など
- 日和見菌：生体の状態により、善玉にも悪玉にもなる……大腸菌、バクテロイデスなど

三種類の菌は、つねに陣取り合戦をしています。善玉菌は酸で敵を退治しようとしますし、悪玉菌は外《がい》毒素などをつくり、体内に悪影響を与えたり、腸内腐敗を増加させます。日和見菌は健康時には静かにしていますが、体調を崩すと悪玉菌のような働きをします。

では、アルコールを摂取するとどうなるかというと、腸で吸収されたアルコールが、腸内細菌に攻撃を仕掛けます。ウイスキーやブランデーといった蒸留酒であっても、その工程のなかには必ず「発酵」という機序《きじょ》が必要になります。そこに酵母を加えて発酵させることで、酒が完成します。結果的に、腸内細菌のバランスが一気に崩れることになります。

さらに困ったことに、勝ち誇った酵母は繁殖を始めます。酵母というといいイメージですが、じつは「真菌」、つまりカビの一種です。胞子を持っていますから、その増殖はスピーディで根強いものです。酵母が腸内で増加しすぎると、今度は「カンジタ症」という症状を起こしかねないのです。

アルコールの酵母は、細菌を減らし、真菌を増やすという悪事を働きます。

カンジタ症は女性に多い性病だと思われがちですが、男性でも発症していることがあり、症状は多岐にわたります。胞子が根を張り、いろいろな場所に潜むようになるのです。膣カンジタ、消化管カンジタが有名ですが、歯周病、膀胱炎、鼻炎、発疹や痒《かゆ》み、化学物質過敏症、耳鳴り、視力低下など、さまざまな症状の原因となり、ひどい人ではうつ病を併発することもあります。

ですからアルコールを摂取する際には、できるだけ発酵食品や乳酸菌類、酢のものを食べましょう。ちなみに、余ったワインのなかにヨーグルトを耳かき一杯分くらい入れておくと、翌日には酢になっています。アルコールをアセトアルデヒド脱水素酵素が酢酸に変えたのと同じ現象が起こります。一度試してみると、納得できるはずです。

飲酒の前後にヨーグルトを食べる以外にも、ぬか漬け、味噌、キムチ、塩辛などをつまみにするといった工夫を。納豆も乳酸菌をサポートしてくれるので、お勧めです。

断捨離❸：禁煙する

タバコには、発がん性物質が四十種類も含まれている

タバコが健康によくないことは、誰もが知るところです。

タバコに含まれる有害な物質は、ニコチン、タール、一酸化炭素です。

ニコチンはタバコの煙に含まれており、脳に快楽を与えます。何度か吸ううちに、この快楽が中毒性を持つようになります。するとニコチンが切れたときに、イライラや無気力などの精神的な障害が現れはじめ、やめられなくなってしまうのです。

タールは、タバコのフィルターの茶色い部分に当たります。本来は、黒から茶褐色のベタベタドロドロした油状の液体です。タバコの葉が熱で分解されることで、タールの部分から

二百種類以上の有害物質が発生し、そのうち四十種類は発がん性物質だといわれています。

一酸化炭素は、タバコの葉が不完全燃焼を起こすことで発生します。喫煙すると、煙と一緒に吸い込まれ、血液を流れることになります。一酸化炭素は強力な力で、赤血球のヘモグロビンと結びつきます。本来は、酸素とヘモグロビンが結合して全身に送られなければならないのに、一酸化炭素が結合したことで、酸素はヘモグロビンと手をつなげなくなります。その結果、全身が酸欠状態になってしまうのです。

さらに、タバコは身体のなかで「酸化」を起こすことでも有名です。

タバコの煙には、過酸化水素水が大量に含まれています。過酸化水素水は善玉活性酸素だとお話ししましたが、喫煙による過酸化水素の大量摂取は体内で処理することは不可能で、あっという間に「ヒドロキシラジカル」に変わってしまいます。

また肺のなかでは、タールに含まれる有害物質を「毒」と判断して、免疫機能にスイッチが入ります。白血球が集まってきて毒を退治しようと、盛んに活性酸素を振りかけはじめます。このことによって、肺のなかには活性酸素が充満し、肺の組織も細胞もダメージを受けてしまうのです。

つまり喫煙は、身体の老化を促進させるだけで、アンチエイジングにとっていいことはひとつもありません。「禁煙すると太る」ことを、禁煙しないことの言い訳にする方がいますが、禁煙をして食欲が出ることは内臓が健康に近づいた証拠です。喫煙によって血管を収縮させ、傷つけ続けるリスクを考えれば、一〇〇％禁煙したほうがよいに決まっています。それでも吸いたい方は、周囲に副流煙をまき散らさないようにして、老化を促進してくださいい、としかいえません。

「水素治療」が肺疾患に有効であることを実証

これだけ悪いものであっても、タバコを吸い続ける人がいるのは、ニコチンが依存症を引き起こしているからです。依存症は、薬物治療では完治させることはできません。本気でやめたいと考えるのなら、まず患者が自分の欲求と向き合うことです。自分が欲しているという自覚を持つこと。そのうえでタバコの何がいけないのかを、医学的見地から学ぶことです。

そこから、「生」とタバコを天秤《てんびん》にかけてみてください。命を縮めること、苦しい死に方をすることを選ぶのか、「クオリティ・オブ・デス（死の質）」を高める生き方にスイッチするのかを、自分自身に問いかけてみましょう。

タバコをやめればすぐに身体が健康になるわけではありませんが、本気でアンチエイジングを考えている方は、私がタバコの健康害について説明すると、即刻やめる方がほとんどです。いままでタバコの害に遭《あ》ってきた組織と細胞を少しでも正常な状態に戻すためには、すぐに治療を開始してもらう必要があるのです。

ほかにも、肺気腫の改善、気管支喘息《ぜんそく》発作の減少が確認できたという論文も提出されはじめています。実際に、私のクリニックでも少ない症例ながら、タバコの煙が主原因で肺に疾患を起こす「慢性閉塞《へいそく》性肺疾患」については改善例が出てきています。

ただし、最低でも三カ月以上の治療が必要になりますし、なにより禁煙することからスタートしなければ意味がありません。タバコの断捨離は、アンチエイジングには絶対的に必要なものだと考えています。

断捨離❹：毒を摂らない

「毒」には大きく分けて、「万人にとっての毒」「その人特有の毒」「過剰毒」の三種類があります。それぞれについて、詳しく見ていきましょう。

万人にとっての毒◆農薬／金属／酸化防止剤

フグやトリカブト、貝類やキノコ類の一部には強い毒性を持つものがあり、人間が食すると生命に関わる事態を招くことがあります。このように、誰にとっても毒となるものを「万人にとっての毒」として考えてください。それらの毒を、私たちは生活のなかで知らないうちに摂取していることがあります。とくに気をつけてほしいものを、挙げておきましょう。

◆農薬〜規制がないから「人体に影響なし」と思うなかれ

虫にとって毒であるということは、人間にとっても毒であることを忘れてはなりません。

一例を挙げると、近年問題になっているクロチアニジンという農薬は、使用した世界各地でミツバチの大量死が確認され、欧州では使用制限を設ける国が増えています。日本でも厚生労働省が重い腰を上げ調査に乗り出しましたが、その結果は非常に残念なものでした。

「神経毒」であることは確認したものの、毒性については「ラットに対する急性毒性のみ」と公表し、人体における毒性は不明としたのです。結局、規制どころか基準緩和という道をたどり、クロチアニジンは農作物生産者にとって有能な農薬であり続けることになっています。

また二〇〇二年には、中国の冷凍ほうれん草から「クロルピリホス」が残留農薬として大量に検出されたことが話題となりました。このときに、驚くような事実が判明したのです。当時、日本の「クロルピリホス」の一律使用基準は〇・〇一ppmとされていましたが、中国では百倍の一ppmが基準でした。問題の商品は一・八ppmであったため、日本の基準からすれば百八十倍の違反。しかし中国では一・八倍の違反という現実です。

こうした基準の違いはいまも続いています。自己防衛手段は、使用農薬が明確なものを食べることにほかなりません。有機野菜はたしかに高値です。しかし厳選したものを、少量食べることで老化抑制になりますし、医療費や介護費用を削減することも可能です。危険な食品を断捨離し、質のよいものとつき合うようにしたいものです。

◆金属～毎日の生活のなかで少しずつ有害ミネラルが体内に

有害ミネラルとは、水銀、ヒ素、アルミニウム、鉛、カドミウム、ニッケル、スズなどの重金属を指します。毛髪検査をすれば、誰からも水銀、ヒ素、アルミニウムが検出されます。公害病として有名な水俣病は水銀、イタイイタイ病はカドミウムが原因物質です。ヒ素を使った和歌山毒物カレー事件（一九九八年）は、私たちに衝撃を与えました。

こうした有害ミネラルは、故意に摂取しなくても、毎日の生活のなかで少しずつ体内に入ってきています（次ページの【図表13】を参照）。

ゆっくり蓄積し、時間が経ってから症状が現れることが多く、原因を突き止めることが難しいケースもあります。体内の金属量が多いことがわかった場合には、解毒が重要です。解毒には「水素」の抗酸化力が大きな役割を果たすことが確認されています。また、有害物質は脂肪に溜まりやすいため、同時にダイエットを行うことで、効果を高めることが可能です。

◆酸化防止剤〜ワインを飲むと頭痛がする、吐き気がするという人も……

「ワインのポリフェノールが健康にいい」

そんな情報が流布し、ワインは飲んでも害にはならないと思っている方もいるようです。

【図表13】主な有害ミネラルが蓄積したときの症状と汚染源

有害ミネラル	症　状	汚染源
水銀	皮膚炎、眠気、しびれ、情緒不安定、記憶力低下、筋肉の麻痺	魚介類（まぐろ、ぶり、金目鯛など）、蛍光灯、歯の詰めもの（アマルガム）
鉛	貧血、不安感、めまい、骨や筋肉の痛み、頭痛、便秘、脳発達遅延（胎児・小児）	古い水道管、排気ガス、塗料、殺虫剤、乾電池、タバコ、毛染め、アクセサリー
カドミウム	腎臓障害、骨粗鬆症、脱毛、貧血、食欲不振、血圧上昇、がん、神経過敏	タバコ, 排気ガス、穀物類、缶詰、合成樹脂製品、タイヤの摩耗粉塵
ヒ素	色素沈着、疲労、頭痛、眠気、手足の灼熱感、神経痛、胃腸障害、甲状腺腫、がん	残留農薬、産業廃棄物、排気ガス、穀物類、防腐剤、ガラス製品、魚介類
アルミニウム	腎臓障害、食欲不振、息切れ、筋肉痛、胃腸障害、筋肉の硬化、アルツハイマー病	アルミ調理器具、アルミホイル、ベーキングパウダー、タバコ、アルミ缶

資料：澤登雅一著『細胞から「毒」が逃げ出す生き方——キレーション身体革命』(講談社)などをもとに、筆者が作成

「ワイン＝健康」の図式は、一九九二年にフランスの科学者が「フランス、ベルギー、スイスの人たちが、他の国の人より、動物性脂肪を大量に摂取していても心臓病による死亡率が低いのは、日常的に赤ワインを飲んでいるからだ」と提唱したことに端を発しています。

たしかにワインには、「ポリフェノール」がふんだんに含まれています。「カテキン」もそのひとつで、血中コレステロール低下、高血圧予防といった効能が知られています。加えて、赤ぶどうに含まれる「レスベラトロール」には抗酸化作用があるため、赤ワインには動脈硬化や脳梗塞《こうそく》を予防する効果があると結論づけたわけです。

一方で、赤ワイン健康説に対して、別の見方

をする学者たちは、「ワインを飲みすぎれば肝臓病で死亡する。そのぶん、心疾患の死亡率が低下しただけだ」と抵抗したのですが、反対意見は報われることなく、赤ワイン推奨説を世界保健機構（WHO）が認めたことにより、「フレンチパラドックス（フランスの逆説）」という名称で世界中に広まったのです。

冷静に考えれば、アルコールを大量に飲んで身体にいいわけがありません。次ページの【図表14】は厚生労働省が発表している飲酒量と生活習慣病のリスクを表すものです。心疾患や脳梗塞は、飲酒量がゼロよりも、若干の飲酒をしたほうが低リスクという結果になっていますが、ほかの疾患は飲酒量とともに確実に発症リスクが上がっていることが理解できるでしょう。

第三章でも述べたとおり、人は結局、死ぬのです。アルコールを飲んでも飲まなくても、です。酒を飲むなら赤ワインと考えるのは個人の自由ではありますが、大量摂取は厳禁です。

もうひとつ、ワインを日常的に飲まれる方は酸化防止剤の話を知っておくべきでしょう。

ほとんどのワインには「亜硫酸塩」という酸化防止剤が入っています。雑菌の繁殖防止のためであり、おいしいワインをつくるためには、亜硫酸塩を添加することは古くから常識と

【図表14】アルコール摂取と生活習慣病等のリスク

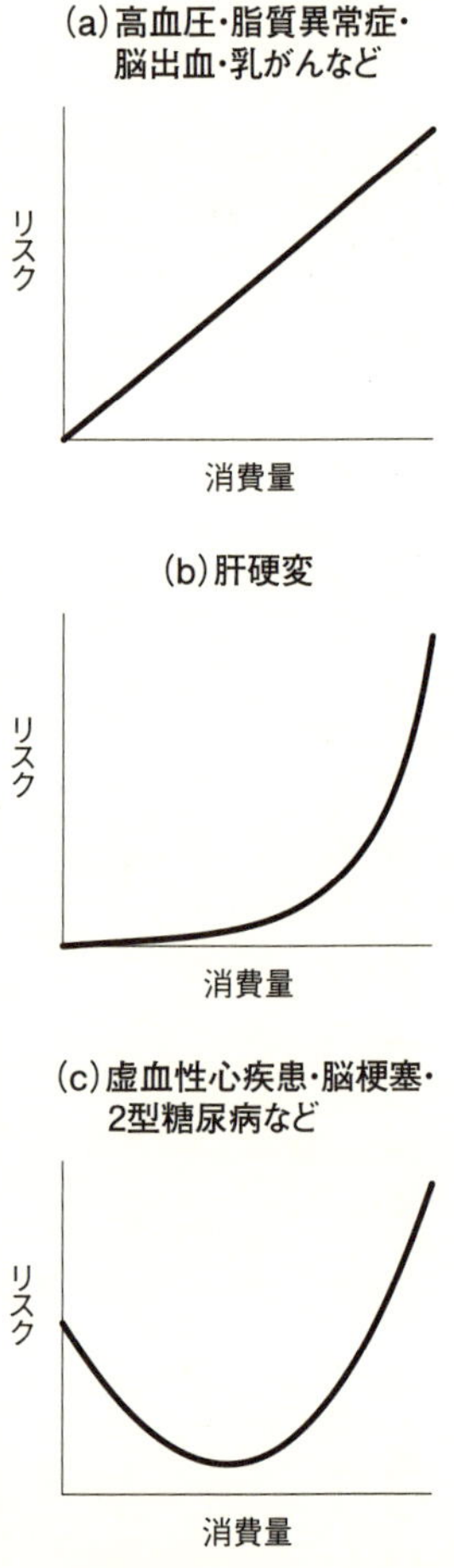

資料：厚生労働省e-ヘルスネット「飲酒とJカーブ」

されてきました。海外では添加物表示の義務もないほどです。

ところが亜硫酸塩は強い毒性を持ちます。四日市ぜんそくの原因物質となったことでも知られていますし、長期投与によってビタミンB_1欠乏を起こすことが確認されています。

酸化防止剤入りのワインを飲むと頭痛がする、吐き気がするという方もいます。確実に亜硫酸塩が原因かと問われると、現時点では明確にデータとして示すものはありません。

しかし、多くの方が頭痛などの症状を訴えているということは、亜硫酸塩によるアレルギー反応が体内で起きていると判断することは間違っていないはずです。もし、何らかの症状を呈するのであれば、飲むべきではありません。反応が起きない方でも、できるかぎりデキャンタを行なってから飲むようにしてください。底に溜まった澱《おり》を残し、ワインを空気に触れさせるだけでも、亜硫酸塩はそうとう量除去できるといわれています。

その人特有の毒◆Ⅰ型アレルギー／Ⅳ型アレルギー／グルテン

ある人にとっては、体調をよくするものであっても、別の人にとっては毒になるものがあります。人それぞれの毒を、私は「オーダーメイド毒」と呼んでいます。オーダーメイド毒をシャットアウトすることなく、どんなに素晴らしい薬やサプリメントをプラスしても、効果は期待できません。ご自身のオーダーメイド毒はぜひ、チェックしておきましょう。

◆即時型アレルギー物質（Ⅰ型アレルギー）は絶対に避ける

アレルギーには、「即時型」と「遅延型」の二種類があります。

一般的にみなさんがよく使う「食物アレルギー」という表現は、「即時型」あるいは「Ⅰ型」と呼ばれるものです。ＩｇＥ（免疫グロブリンＥ）抗体が関与しており、食後十五分、遅くても四時間以内にアレルギー症状が表出します。身体に侵入した異物、いわゆるアレルギー物質に対抗するために、免疫細胞のひとつであるリンパ球が反応し、闘いを開始します。防御する程度の戦闘で終わらせてくれれば問題はないのですが、攻撃しすぎるとアレルギーが起こるのです。

◆遅延型アレルギー物質(Ⅳ型アレルギー)を知ることの重要性

即時型に対して、体内に取り入れてから症状が出るまでに時間がかかるものや、症状そのものが軽度で本人もアレルギーだと気づかないようなものを、「遅延型アレルギー」と呼びます。

遅延型アレルギーの原因物質はさまざまです。金属、ウルシ、ゴム手袋などで肌荒れを起こすのも遅延型ですし、一般的に食べられている食材が原因となっていることもあります。

IgG(免疫グロブリンG)という抗体を調べることで、百種類近い物質について遅延型アレルギーの反応が出るかどうかの検査を行うことができます。ただし、検査結果で陽性反応が出ても、必ず症状が出るとはかぎりません。強く反応する人がいる一方で、症状を感じない人もいるのです。

遅延型アレルギーの症状と強さには、個人差があります。比較的多く聞かれる症状には、消化器系症状として便秘、下痢、胃痛、腹痛、吐き気、胸焼け、神経系では、慢性的疲労感、だるさ、集中力欠如、頭痛、眠気などがあります。ほかにも、皮膚の痒み、痛み、くすみ、不安障害、抑うつ状態、関節や筋肉の痛み、体重の増減、不眠、口内炎などがあります。

内科や皮膚科を受診しても原因がわからず、「自律神経失調症」という便利な病名で片づけられ、有効な対処法をアドバイスしてもらえなかった方々が、遅延型アレルギーの原因が判明したことで救われるケースを、私はたくさんこの目で見てきています。

◆小麦粉を使用した食事をできるだけやめる

世界トップレベルのテニスプレーヤーが、グルテン抜きの食事を実践してからパフォーマンスがアップしたという話はご存じでしょうか。彼はグルテンと乳製品に対して過敏な体質であることが判明し、そうした食材を避けたことによって適切な減量に成功し、身体の柔軟性や瞬発力が向上したと語っています。

グルテンは、小麦粉に含まれる「グリアジン」と「グルテニン」が水とともに化学反応を起こした長鎖のタンパク質です。パン、パスタ、うどん、焼き菓子、ピザなどの小麦粉を材料にした食品に含まれ、コシやモチモチ感といった旨味を感じるファクターとなっています。また、カレーやシチューのルウ、醤油やスパイス、添加物にも使用されています。

じつはいま、このグルテンアレルギーが世界的に注目されています。アメリカでもハリウッド女優やセレブが、こぞって「グルテンフリー」食に切り替え話題になっているのです。

小麦を食べたことで体調が悪くなる場合、その原因は大きく三つに分けることができます。

ひとつは小麦アレルギーです。日本でも小児期から小麦アレルギーが発覚し、一般的な給食が食べられないお子さんが増えています。

二つめが、グルテンに反応し小腸で症状が現れる「セリアック病」と呼ばれる疾患です。人の酵素で消化できないグルテンの分子に反応して免疫が作動し、小腸の上皮組織で「炎症」が起こり破壊されることで発症します。その結果、他の栄養が小腸から吸収できなくなり、栄養失調の状態に陥るのです。イタリアでは百人に一人がセリアック病だと診断されており、グルテンフリーの食品購入のために補助金が出ているといいます。

そして最後が、「非セリアックグルテン過敏症（グルテン不耐症）」です。検査をしても小麦によるアレルギー反応はなく、小腸にも異常は見られない。しかし、グルテンを摂取すると緩やかな体調不良を起こすようなケースです。倦怠感《けんたい》や眠気といった「なんとなく調子が悪い」程度の症状で始まるケースがほとんどで、その後の進行した症状も、他の疾患との判別が非常に難しいのが特徴です。

ここでひとつ告白をしますと、じつは私もグルテンアレルギー患者の一人です。あるときから、パンやパスタを食べたあとに、非常に眠くなることに気づいたのです。もしやと血液検査を実施したところ、遅延型のグルテンアレルギーの反応が出ました。できるかぎり小麦粉を使用した食事をやめることにした結果、食後のだるさがなくなりました。

小麦に対する歴史の浅い日本では、非セリアックグルテン過敏症について認識している医師も少なく、見逃されているケースがたくさんあります。もし、原因不明の不調で悩んでいる方がいれば、グルテンフリーの生活を試してみる価値は十分にあると、私は考えています。

過剰毒◆水／糖分

どんなものであっても、足りなければ困り、過剰になれば問題が起こる。つねにその加減を考えることが重要です。水でさえ、毒となりえます。糖分も摂りすぎれば、精神的に不安定となり集中力を欠きます。「糖」は人にとって重要なエネルギー源であると同時に、過剰な糖は活性酸素と相まってAGEをつくり出し、組織の「糖化」劣化と「酸化」「炎症」を促進し、多くの疾患を引き起こします。

何の規制もなければ、人は目の前の幸せに飛びつきます。たしかに、そのときは幸せです。しかし、それらを摂りすぎれば、必ず毒になることを忘れてはいけません。

断捨離❺：見栄を捨てる

贅沢は一瞬の喜び、質素は永遠のアンチエイジング

ワインを飲んで顔が赤くなったことをきっかけに「酒をやめよう！」と突然のように思い立ったときに、私のなかで大きな変化が生まれました。アンチエイジングを謳《うた》う医療従事者

ですから、自分を実験台にする覚悟で、アルコールを断ち、糖質を減らし、喫煙をやめ、その日からさまざまな断捨離にチャレンジすることにしたのです。

最初に現れた変化は、体調ではありませんでした。なにより「時間」という贅沢《ぜいたく》が舞い込んできたのです。お酒を飲みに出かけることがなくなりましたので、仕事が終わり帰宅したあとは、ゆっくり読書をしたり、音楽を聴いたり。週末は、仕事を終えて、そのまま電車に乗って、地方の安い温泉宿に一人で行くこともあります。誰も私のことを知らない場所で、のんびりくつろぐことは最高の贅沢です。

「そんなストイックなことはできない」と、一笑に付されることもあります。しかし実際にやってみると、ストイックでもなんでもないことに気がつくはずです。なぜなら、身体がどんどん楽になるからです。朝は決まった時間に目覚めるようになり、いわゆる「朝活」ができるようになります。私は早朝の二時間で論文を読むようにしていますが、朝の時間を有効に使えると、仕事の段取りもよくなります。

日中、眠くなることもありませんし、体調を崩すこともほとんどありません。身体が軽くなると、何をしていても疲労を感じにくく楽しめます。お金を使う贅沢をやめると、自分の心と身体にとって本当に贅沢なことは何なのかが見えてくるから、不思議です。

「睡眠不足で……」という口癖はやめよう

「寝ていない」ことを自慢する人が、あなたの周りにもいないでしょうか。なかには、仕事に追われて本当に寝ていない人もいるでしょうが、眠らないことはカッコいいことでもなんでもありません。見栄を張るのはやめましょう。

睡眠を研究している学者に言わせると、寝なくてもパフォーマンスの落ちない体質の人もいるようですが、一般の人にとって睡眠は非常に大切なものです。

自動車レースにたとえるとわかりやすいと思います。私たちの生活が自動車レースのコース周回だとしましょう。ドライバーは人間でいうところの脳です。脳は一生懸命考えて、クルマのいろいろな場所に指令を出します。アクセルを踏んでスピードを出せ、ハンドルを切れ、ブレーキをかけろ、他のクルマとの間隔を確認しろ……などと大忙しで、運転しているあいだは休む暇がありません。

さまざまな機械や部品からなる自動車は、周回を重ねるとメンテナンスが必要になります。タイヤを交換したり、オイルを差したり、ガソリンを入れたりしなければ、いずれ自動車は壊れるかガス欠で停まってしまいます。そこで、ピットに入るわけです。

ピットに入るとピットクルーが出てきて、点検作業や修理を始めます。このピットに入った状態が、人間にとっての睡眠です。睡眠中には、成長ホルモンを中心に、身体のリペアに関わるホルモンが分泌されるのです。成長ホルモンは身体の成長はもちろん、細胞の新陳代謝や修復を行い、疲労を回復させるなど、大人にとっても重要な役割をします。睡眠をとりはじめてから三時間後の深い睡眠時に、もっとも多く分泌されることが確認されています。

また「コルチゾール」というホルモンは、明け方近くに分泌される量が増加します。起床時にもっとも多く分泌されるようにコントロールされており、血糖値や血圧の調整を行い、目覚めてからの活動に備えているのです。ですから、規則正しく睡眠をとっていると、目覚ましが鳴らなくても起きられるという理屈になります。

睡眠時間が短いと、ピットに停まっている時間が短いわけですから、修理や補給が終わる前に自動車は発進してしまうことになります。これでは日中の活動に悪影響が出るのは否めません。日中のパフォーマンスを上げるためには、規則正しい睡眠は絶対的に必要なものです。「睡眠不足で……」が口癖になっている方は、今日からその癖は捨てましょう。

年齢が若いうちは「短時間睡眠でも自分は大丈夫」と感じていた方も、年齢とともに睡眠不足がきつくなってくるはずです。なぜなら、年齢が若いときは、ピットクルーもアグレッシブで、スピーディな作業をしてくれますが、高齢者のクルーだとそうはいきません。すぐに疲れてしまい、一度にたくさんの作業ができなくなってしまいます。

人間の身体のなかでも同じことが起きていて、歳をとると簡単にはピット作業ができないのです。しかも、そこには他の疾患の影響も関係してきます。たとえば、前立腺の疾患で夜中に何度もトイレに起きる、老人性の皮膚疾患で肌に痒みがあり目が覚める、心臓疾患の息苦しさで眠れない……といったことです。

そこでどうするかといえば、若いときよりもピットに入る回数を増やすようになるのです。高齢者がこまめに睡眠をとる様子を見かけませんか。早寝早起きをして、日中はちょこちょこ昼寝をするようになるのです。仕事をリタイアして好きなときに昼寝のできる身分であれば、それでもいいのですが、現役世代の方はちょこちょこ睡眠をとることは叶いません。ですから、夜しっかり眠る習慣を崩さないことが、アンチエイジングには大切になるのです。

睡眠不足は脳内に老廃物を貯め込み、老化を促進する

もうひとつ、睡眠の大切さを示す話をしておきましょう。

睡眠の役割はさまざまな側面から研究されていますが、すべての動物に共通する「眠る理由」はいまだ解明には至っていません。そんななか、二〇一三年に「眠る理由は脳の清掃」だという衝撃的な論文を、神経科学者のジェフ・イリフ氏が発表しました。

体内の老廃物は、身体中に張り巡らされたリンパ組織によって回収されています。古くなったタンパク質やその他の老廃物をリンパが取り込み、血液を通して排出しているのです。ところが、脳にはリンパ管がありません。身体のなかで脳はもっともエネルギーを使用する場所なので、老廃物も多いはずなのに理屈に合わない。その疑問を解決すべく、マウスによる実験が行われました。

脳のなかは脳脊髄液で満たされています。その髄液に染色した物質を注入し、脳内でどのような変化が起こるかを観察したのです。すると、脳内にある血管にリンパ管の機能を担わせ、老廃物を髄液が吸収していることがわかりました。リンパ管の存在なしに老廃物を排出

するシステムが解明されたわけですが、ここでもうひとつ大きな発見があったのです。

それは、この脳内の老廃物排出システムは、マウスが眠っているあいだにだけ行われた実験結果であったということです。マウスが眠ると、脳細胞自身が縮み、脳細胞間の隙間《すきま》が六〇%広がるために髄液が流れやすくなり、老廃物を排出しやすくなっていたことが確認できたのです。

つまり、日中の活動中はつねに忙しく電気システムを動かし、さまざまな情報をやりとりすることで、老廃物を貯め込むだけ貯め込みます。その清掃を、夜眠っているあいだにこっそり行なっていたというわけです。ですから、もし眠らなかったとしたら、脳内には老廃物が蓄積されていくことになります。いままでは、脳内で生成された不要物質は脳細胞内で壊され、再利用されるだけだと考えられていたわけですから、この新たな発見は「睡眠」だけでなく、健康や疾患に関する研究に新たな息吹を吹き込むことになったのです。

脳内の老廃物と聞いて思い当たった方もいるかもしれませんが、アルツハイマー病の患者さんの脳には、アミロイドβが脳細胞間に蓄積していることがわかっています。

こうして考えると、睡眠不足が脳内の代謝産物の排泄《はいせつ》を滞《とどこお》らせ、脳内に停滞させてしまうことで、多くの疾患を引き起こしていると予測されるのです。

アミロイドβだけでなく、アルコールの代謝産物である「アセトアルデヒド」も強力な神経毒ですから、深酒が脳神経にとって大きな障害であることが示唆《しさ》されます。

脳の健康を維持することは、重要なアンチエイジングのひとつです。だとするならば、よい睡眠をとることがアンチエイジングの重要な要素になることは確かです。

第五章

水素治療を始める前に。

患者本人に検査をするかどうかを選択させる

「水素治療」をスタートする前に、私のクリニックでは、現在の身体の状態を知るための検査を行います。それらの検査は、一般の病院で行う検査内容と少し異なります。それはなぜかをお伝えするために、健康保険範囲内で行う検査のカラクリについて、少しお話ししておきましょう。

まず、一般的な検査が行われる理由を考えてみましょう。検査をして標準値より悪い数値が出た場合、「投薬」や「手術」などの治療を行う必要が出てきます。あえて言い換えるなら、検査をすることによって、治療の必要な人を捜していることになります。

もちろん、それによって大病を未然に防ぐことができ、早期治療が行えるのであれば、検査を受けた人にとってたいへんありがたい話です。

ところが、一般的な検査では確認できないことがたくさんあります。たとえば血糖

活性酸素

サイトカイン

【図表15】糖化ストレスの流れ

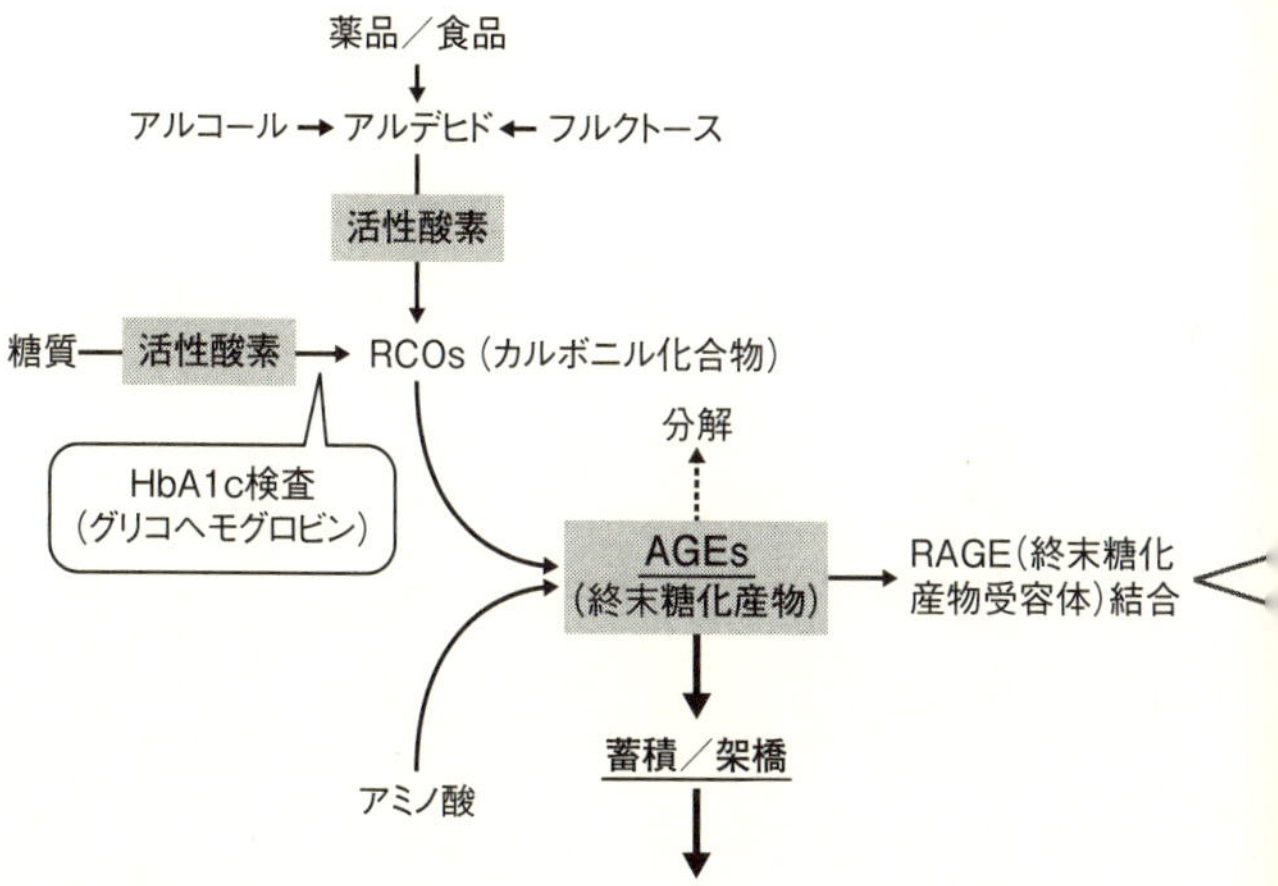

資料：各種資料をもとに、筆者が作成

値について検査をするのであれば、ＡＧＥ（終末糖化産物）がどれくらい発生してしまっているかを調べなければ、身体がどれくらいダメージを受けているか、危険な状態にあるかどうかを判断することはできません。

ＨｂＡ１ｃ（グリコヘモグロビン）の値を検査する場合、【図表15】でわかるとおり、ＡＧＥが発生する前の段階の血液を採取し、どれくらい糖が含まれているかを調べます。その結果、ＨｂＡ１ｃの値とＡＧＥの値が比例するのであれば、ＨｂＡ１ｃを検査するだけでよいことになります。しかし現実には、ＨｂＡ１ｃは正常値であるのに、血管に傷がついたり、詰まったりすることがあり、ＡＧＥを調べてみると、ＡＧＥは増加していたということが多々あるのです。

であるならば、ＡＧＥを調べる検査をすべきだと誰もが思います。しかし、ＡＧＥの検査は健康保険の対象にはなっていません。そのため、病気を予防し、エイジングケアを行うために、本当に必要な検査を選《よ》りすぐり、患者さん本人に検査をするかどうか選択してもらいます。

「この検査を必ず受けてください」という押し売りは、意味がないので行いません。検査の結果次第では、食事やアルコールについての指導を受けなければなりませんし、普段の生活のなかにも改めていただく項目が出てくるはずです。保険適用外の検査で悪い結果が出た場合、現行の西洋医学の薬では速効性のある治療ができないことを意味します。だからこそ、「水素治療」が本領を発揮することになるのです。

では、真のアンチエイジングのために必要な検査について紹介していきましょう。

尿検査で、悪玉活性酸素による体内の「酸化」度を知る

悪玉活性酸素は、確実に身体を老化させます。

たとえば前章でお話しした糖尿病も、活性酸素が発症を誘引しています。もう一度、P.124〜125の【図表15】を見てください。糖質や食品、アルコールなどを摂取したときに活性酸素が発生しています。活性酸素はRCOs（カルボニル化合物）というAGEのもとになる物質をつくり出します。

活性酸素によって遺伝子のDNAが損傷を受けると、遺伝子の一部が「酸化」し、「8-ヒドロキシ-デオキシグアノシン（8-OHdG）」が生成されます。損傷を受けたDNAは修復され、その副産物として残った8-ヒドロキシ-デオキシグアノシンは血中に排出され、最終的に尿となって排泄《はいせつ》されます。

ですから、尿のなかの8-ヒドロキシ-デオキシグアノシンを測定することによって、DNAがどれくらい損傷を受けているか、つまり、体内の「酸化」度を知ることができるのです。

知らず知らずのうちに貯め込まれる〝老化〟の原因物質を測る

三大劣化ストレスのうち、「糖化」は具体的に身体や肌といった組織の老化を促進させてしまう現象です。糖質を摂《と》りすぎて体内で「糖化」が起こると、人間の身体の大部分を構成するタンパク質と糖質の結合に異常が生じ、ＡＧＥが生まれてしまいます。

ＡＧＥの増加は、糖尿病、動脈硬化、高血圧症、がん、腎疾患、骨粗鬆《そしょう》症、神経疾患など、加齢と関係性のあるさまざまな疾患の誘発につながります。

また、病気を患《わずら》うことによって、さらにＡＧＥの生成は促進されていきます。「糖化」の反応は、血糖値を急激に上昇させるような食生活や、不規則な食生活、甘いもの、油もの、酸化物の摂りすぎによっても進行し、ＡＧＥを増やしていきます。

ＡＧＥの検査は、知らず知らずのうちに貯め込まれてしまう老化の原因物質であるＡＧＥの蓄積状況を測るものです。

測定方法には血液検査と、測定器を使った方法の二種類があります。私のクリニックでは三分間で結果を見ることのできる測定器を利用しています。光を当てると発光するタイプのＡＧＥに着目し、光の強弱で皮膚に蓄積されたＡＧＥの量を計測します。腕を測定器に乗せるだけで、身体の〝焦げつき年齢〟、つまりは老化の進み具合をその場で診断することができます。この値は、「病気になる危険度」と一致するといっても過言ではありません。

「炎症」の度合を測定し、心筋梗塞などのリスクを未然に知る

喉《のど》の痛みや怪我《けが》による傷口など、表面的にわかる「炎症」以外にも、体内のどこかで「炎症」が起きていることがあります。感染症に罹患《りかん》した場合や、内分泌系の病気を患っている場合にも、「炎症」の反応が出ます。また、身体にとって害になるものが摂取された場合にも「炎症」作用を起こして、身体は闘おうとします。

こうした「炎症」の度合を調べる場合、「ＣＲＰ（Ｃ-リアクティブ・プロテイン）」という血液検査の数値を利用します。ＣＲＰは正常な血液ではごくわずかな量しか検出できないタンパク成分なのですが、体内で「炎症」が起きると生成され、血液中に次々に流れ出します。ですから血液中のＣＲＰを測定し、上昇が認められれば、「炎症」が起きていると判断できます。また病気療養中の場合は、「炎症」を測定することで病状の改善具合を判断しています。

この数値は、どこで「炎症」が起きているかをはっきり示すものではありませんが、ほかの血液検査の数値と照らし合わせることで、病気の種類を判別することも可能です。

ＣＲＰ検査は保険適用の検査ですが、近年、さらに精度を高めた「高感度ＣＲＰ」検査に注目が集まっています。というのも、動脈硬化の患者さんの「炎症」は、血管のごく一部で起きているため、従来のＣＲＰ検査では引っかからないことがわかったのです。最新の高感度ＣＲＰでは一dℓ当たり〇・〇一㎎まで正確に測定できるため、従来の検査では発見できなかった「炎症」を確認することができるようになりました。動脈硬化による心筋梗塞《こうそく》のリスクを未然に知る、非常に有効な検査です。

ほかにも、数値が高い場合には、リウマチ熱、リウマチ様関節炎、気管支肺炎、耳下腺炎、骨髄炎、尿路感染症などの炎症性の病気が疑われます。また、肉腫などの組織破壊を伴う疾患や、急性胃炎、白血病、急性骨髄炎でも、陽性反応がみられます。

有害ミネラルを測定し、生活環境や食生活を見直す

体内から有害な重金属、いわゆる有害ミネラルが検出されない人はいません。大気汚染や食品添加物、農薬などから、普段の生活で無意識のうちに体内に蓄積されているからです。

血液検査や尿検査でも検出することはできますが、数カ月分の蓄積を測定するのであれ

ば、毛髪や爪を利用する「ミネラル検査」が有効です。

ただし毛髪や爪の検査では、分析までにある程度時間がかかるため、その場で測定結果を求める場合には、デジタル式の「オリゴスキャン」という機械を使います。手のひらを吸光光度法によってスキャンすると、組織や血管壁に沈着している有害重金属十四元素と必須ミネラル、さらに参考ミネラル二十元素を迅速に測定することが可能な画期的システムです。

体内に溜まっている有害ミネラル量が多い場合には、デトックス治療が必要になると同時に、いま以上に有害ミネラルを貯め込まないためにも、生活環境や食生活を見直す必要が生じます。

「隠れアレルギー」は、身体の老化も進行させる原因に

第四章のアレルギーについての項目で述べたとおり、アレルギーの原因となる物質は、その人にとって「毒」になります。体内に取り込めば、身体は外敵が入ってきたと判断し、活性酸素とサイトカインで攻撃を仕掛けます。結果として「糖化」を生むことになり、細胞も組織も障害を受けてしまいます。

子供のときからアレルギー反応を示す即時型のアレルギーは把握していると思いますが、症状の表出が穏やかな遅延型アレルギーは「隠れアレルギー」とも呼ばれ、原因不明の眠気やだるさを誘発している可能性があります。日々、少しずつ蓄積されるアレルギー反応は、身体の老化を進行させる原因にもなっています。どちらのアレルギーも検査を受け、反応が出るようであれば、なるべく原因物質を摂取しないようにすることが望ましいのです。

即時型アレルギーは主にＩｇＥ（免疫グロブリンＥ）抗体を調べることで、遅延型アレルギーはＩｇＧ（免疫グロブリンＧ）抗体を調べることで、確認できます。ＩｇＧ抗体検査では百種類近い物質について反応を見ることができます。どちらの検査で反応が出るかは患者さんによって異なりますから、フードアレルギー検査では、どちらの抗体も調べる必要があります。

COLUMN❹ 「水素治療」の起源

原爆やレントゲンなどのように、放射性物質が身体の外にあって被爆することを「外部被爆」といいます。対して、放射線源が体内に取り込まれて被爆することを「内部被爆」といいます。私たちは外気に触れていると、大気中にある放射線を浴びて、それだけで被爆しますし、汚染された食べものを口にすることでも、被爆してしまいます。

体内に入った放射性物質は体内の水に当たって活性酸素「ヒドロキシラジカル」を生み、遺伝子に傷をつけてしまいます。

放射線の副作用を軽減する薬としては、「アミフォスチン」が唯一承認されているのですが、この薬と「水素」を使って、マウスによる対照実験を行なった論文が発表されました。被爆すると、精子形成や造血機能にリスクが生まれるのですが、実験の結果、アミフォスチンと「水素」で放射線を防護する力に遜色《そんしょく》はなく、かえって精子数を増やし、骨髄有核細胞、白血球数を増加させたという報告がされたのです。

アミフォスチンは副作用の非常に強い薬で、安易に使用することは適《かな》いませんが、「水素」にはまったく副作用がありません。このことから、「水素」を抗酸化に利用することは間違っていないと確信するに至ったという経緯があります。

「アンチエイジング」と同じくらい大切にしている私のライフワーク、「内部被爆予防の研究」を後押ししてくれる論文です。

第六章

「水素」は何に効くのか。

そもそも「水素」とは何か

「ディフェンスの治療」の根底にある悪玉活性酸素の発生をなるべく抑え、「酸化」「糖化」「炎症」を最小限にすることが、アンチエイジングの基本だということはご理解いただけたでしょうか。そのベースがあって初めて、「水素治療」が意味を持ちます。

では、ようやく本題である「水素治療」のノウハウに話を移していきましょう。

まず、水素とは何かをまとめてみましょう。

水素分子は「H^2」というこの世でもっとも小さな分子です。「軽い」「可燃性が高い」「無味無臭」といったことは、科学的知識としてご存じの方も多いでしょう。「水素爆弾」などという使われ方もするため、扱いが難しいと感じられる方もいるかもしれません。実際には、水素の濃度が四％以上にならなければ燃えませんし、水素自体が飛び回っている分子ですから、自然の状態で水素が集まって爆発するということはあり得ません。

「水素」の原子番号は「1」。もっとも単純な構造をした原子で、原子核は陽子一個のみ、原子の外側を回っている電子も一個です。宇宙ではもっとも豊富に存在する元素であり、地球上の地表部では、酸素、ケイ素に次いで三番目に多く存在している元素です。

しかし、地球上でもっとも軽い気体であるため、放置しておくと上昇を続けてしまいます。重量は、空気一に対して〇・〇六九五しかありません。その結果、大気の高層二百km以上には水素が充満しているといわれています。私たちが暮らす地表では、「水素」が単体で自然界に存在することはできません。「水素」のほとんどは、水（H_2O）のように化合物として存在しています。つまり理論的には、海という水の宝庫が地球にはあるのですから、「水素」を無尽蔵につくり出すことができるというわけです。

もっとも注目されている「水素」の利用方法は、クリーンエネルギーとしての活用でしょう。水素と酸素を反応させて電気を取り出すことで発電するシステムです。燃焼後に生まれるのは水だけですから、水素自動車は排気ガスを出さないクリーンな乗り物として注目を集めています。また、家庭用発電機の開発も、国を挙げて進められているところです。

水素水を飲むことが「水素治療」だと思っていないか

水素は「気体」であり「分子」です。水中では「H^2：分子状水素」として存在しており、水に溶けているわけではなく「溶存」しています。よく「水素イオン」といいますが、決して水のなかに水素イオンとなって存在しているわけではないのです。

この溶存という状態を一般の方に伝えるのはとても難しいのですが、たとえば塩化ナトリウム「NaCl」を水に入れると溶解し、「イオンNa^+Cl^-」となります。溶解しきれなかった塩化ナトリウムは水の底に沈殿することとなります。しかし水素分子「H^2」はガスです。このガスを水中に通すと、水素分子はイオン化（H^+）することなく「H^2の形のまま」水中に存在することになるのです。水溶液のpH、温度、圧力によって溶存量は変わりますが、たとえば圧力を上げて溶存させた水素水を常圧に戻すと、溶存しきれなくなった水素ガスが「気泡」となって水中に現れます。

このような性質を利用して、「水素治療」では、水素分子を「点滴」「内服」「注射」「外用」を中心に活用します。ですから、水素水を飲むことが「水素治療」だと思われているとしたら、まず、その既成概念を払拭《ふっしょく》してください。

「水素水に使う水はどのようなものがいいですか？」

という質問を受けることがあるのですが、水の種類は「水素治療」の効果にはまったく関係がありません。利用するのは「水素」の力だけ、だからです。ですから、どうせ飲むならおいしいと感じる水を使えばよいのです。

水素の偉大さは、「還元」と「酸化」の両方を行えること

「水素」が行う抗酸化作用は、「水素そのもの」によって行います。酸化物質や活性酸素に接触した「水素」は、自分が結合することによって、それらを還元します。ですから、ゴミとして残るものはありません。

「水素」に欠点があるとすれば、目の前にある酸化物質や活性酸素とすぐに反応してしまうということでしょう。もちろんこのことは利点でもあるのですが、「水素」を投与したその場所にある活性酸素とすぐさま反応してしまうために、目的の部位に到達しにくいという欠点があるのです。

そのため、治療目的に応じて「水素」を体内に入れる方法を変えているのです。

血管や全身の組織に使う場合は「点滴」、筋肉や関節であれば「注射」、消化管や肝臓であれば「内服」、皮膚には「外用」といったようにさまざまな投与方法が用意されています。

なかでも「飽和水素点滴」は、直接、血管に「水素」を送り込めるので、効果が高いと感

じています。すべての細胞は血管から栄養素を受け、血管に老廃物を排泄《はいせつ》しているわけですから、血管に活性酸素を貯め込まないことは、非常に重要なことなのです。

「酸化」の除去と予防を行うことが、老化抑制の第一歩

老化の主たる原因は「酸化」にあります。とくに細胞膜が酸化することは、老化を促進する大きなリスクになります。細胞膜はその名のとおり、細胞とその外部の境界にあり、異物が侵入するのを防ぐとともに、必要な水分や栄養素を取り入れ、不要物を排出し、環境を一定に保つ役割をしています。この細胞膜が「酸化」するとどうなるでしょうか。

家の玄関の扉が錆《さ》びて動かなくなった状態を想像してください。家のなかに何も入れられず、家のなかで発生したゴミも出せない状態です。こうなると、家のなかではさまざまなものが劣化するだけでなく、家の外にもなかにもモノが溜まりゴミ屋敷と化してしまいます。そのゴミは隣の家の敷地にも侵入し、隣の家の扉も錆びつかせることになります。

細胞膜が「酸化」するということは、細胞膜とその細胞を劣化させるのは当然ですが、隣り合う周囲の細胞膜や、他の細胞も次々と劣化させてしまいます。つまり、「酸化」がドミ

ノ倒しのように連鎖していくというわけです。

それを防ぐために、私たちの身体は「細胞膜を酸化から守る」「酸化した細胞膜を還元する」という システムを持っています。ビタミンEを利用して、「電子を与える」作業を行うのです。若返りのビタミンとも呼ばれるビタミンEですが、抗酸化作用を行なったあとは水素を失い、「酸化」します。電子を失ったビタミンEは、今度は細胞膜上のビタミンCに助けを求めます。ビタミンEはビタミンCから電子をもらうことによって還元されますが、結局、ビタミンCは自ら電子を失い「酸化」してしまうのです。

「酸化」した抗酸化物質は、細胞膜に居座り続け、簡単には出ていきません。つまり、「酸化」したビタミンEやビタミンCが残存し続けるということです。

これでは、細胞内外の「酸化」が収まったとはいえません。

ですから、他の多くの抗酸化治療とマッチングさせることで、さらに効果を高めることができます。コエンザイムQ10や、ルテイン、アスタキサンチン、ピクノジェノール、多くのフラボノイドなどの優れた抗酸化物質も、「水素」と一緒に使用することで抗酸化作用が高くなることが、臨床上、確認されています。このあたりの「オフェンスの治療」については のちほど解説しますが、まずは「水素」による「酸化」の除去と予防を行うことが、老化抑制の第一歩になるわけです。

「水素」の内服でグレリンを増強し、成長ホルモンの分泌を促す

最近になって注目されている「水素」によって起こる作用のなかに、成長ホルモンの分泌を促すというものがあります。

胃粘液に大量に存在する「グレリン」というホルモン物質があります。この「グレリン」は空腹の刺激によって分泌され、食欲を増進させるとともに、成長ホルモンの分泌を強力に刺激することがわかっています。

成長ホルモンは下垂体から分泌されるホルモンで、細胞や組織の成長、代謝などに関わる重要なホルモンです。最近では、アンチエイジングの重要なファクターとして注目を集め、成長ホルモン補充療法や、加圧トレーニングによる成長ホルモン増強が、アンチエイジングを得意とするクリニックやジムなどで盛んに行われています。しかしこの補充するホルモンは非常に高価で、一般の方が継続して投与することは難しいでしょうし、高齢者であれば加圧トレーニング自体、行うことが困難でしょう。

「水素」は、成長ホルモンそのものを増やす方法ではなく、グレリンを増強するという方法で成長ホルモンの分泌を促進します。「水素」を内服すると、グレリンが上昇し、成長ホルモンが増加し、血中の成長ホルモンが増強されて身体中に行き渡る仕組みです。

「水素」投与によって「肌が若々しくなった」「筋肉が疲れにくくなった」「頭がすっきりした」という声をよく聞きますが、これらは「水素」がグレリンを刺激することによって、間接的に成長ホルモンの分泌を促進しているためだと考えられます。

成長ホルモンの増強によって、体力、精力、気力も漲《みなぎ》ることがわかっています。この「水素」の間接的作用は、今後ますます注目されていくことになるでしょう。

外から入れる「水素」は、体内でつくられる「水素」を補う存在

この話をすると、驚く方がとても多いのですが、赤ちゃんのゲップを測定すると、四分の一は水素ガスです。おならには成人でも「水素」が含まれています。はっきりとは解明できていませんが、一部の腸内細菌が水素ガスをつくっているのではないかといわれています。

では、何がきっかけで「水素」をつくるのかというと、善玉腸内細菌が糖を食べることで

水素ガスを発生することがわかりました。

糖尿病の治療薬のひとつに「アカルボース／ボグリボース」という薬があるのですが、この薬は糖の吸収をゆっくりさせる効果を持っています。血糖値が一気に上がることを防ぐために服用するわけですが、この薬を飲むと、「水素」が呼気として出てくることがわかりました。ゆっくり吸収されるために残っている糖が腸内にあり、この糖を善玉腸内細菌が食べると水素ガスが出るのです。

糖の吸収をゆっくりさせるものの代表といえば「食物繊維」です。そこで糖と食物繊維を一緒に食べ、呼気を測ってみたところ、水素ガスが出ることが確認されました。つまり、「水素」は腸のなかでつくることができるということが判明したのです。

ある論文で、十人の健常被検者を対象として腸内の水素ガス産生を調べた結果が発表されました。

水素の発生量は〇・〇〇六～二九㎖／分と、人によって大きなばらつきがあったといいます。

また、空腹状態で計測すると、水素ガス産生の平均は〇・二四㎖／分であったものが、腸に乳糖を注入すると、ガスの発生は平均で一・六㎖／分にまで急増し、食事を摂《と》ると七～三十倍に増加したそうです。

また、腸内に発生するガスは、腸管の蠕動《ぜんどう》運動に関与していることもわかってきました。「メタンガス発生菌」が多い人の蠕動運動は遅く、「水素ガス発生菌」が多い人の蠕動運動は速くなります。そのため、正常な腸では水素ガスは九九％以上が結腸にたどり着いてから産生されるのですが、小腸に過剰の腸内細菌を持った患者さんでは、食べものの吸収を行う小腸で産生される水素ガスが増加してしまうのです。

つまり、腸内細菌のバランスが取れていて、善玉腸内細菌がしっかり活躍してくれる腸を持っていれば、体内でつくられる水素ガスの量が増え、「水素」の抗酸化作用が適切に行われるのではないか、と考察できるわけです。

ですから、腸の健康を保つことは、体内で「水素」をたくさん製造できるということになります。そのためには、腸内環境が整わなければなりません。腸内環境のためには、第四章でも述べたとおり、余分な糖や毒を摂取《せっしゅ》しないことです。体内水素をつくるために糖が必要だからといって、過剰に摂取すれば腸内バランスが崩れ、「水素」を生み出すはずの善玉腸内細菌が減少してしまうからです。

しかし、どんなによい食生活を送り、腸内細菌のバランスを取っていたとしても、体内でつくられる「水素」だけでは不足です。だからこそ、人体は老化し、細胞も劣化していくのです。外から入れる「水素」は、体内でつくられる「水素」を補う存在なのです。

老化の予防は錆止めであり、水素は優れた「錆止め剤」

冒頭の「はじめに」のなかで、「水素は病気を治すものではない」と明言しました。それは紛《まぎ》れもない事実です。

しかし、じつは「水素治療」に限ったことではなく、ほとんどの病気が「治癒《ちゆ》すること」そのものに難しさを抱えているのです。とくに中年期以降に発症する、生活習慣病や加齢性疾患では、投薬、手術、入院、リハビリなどのすべての治療から解放されることは、ほぼないに等しいでしょう。内服薬だけならまだしも、疾患やその重症度によっては、リハビリ、介護、透析といった負担の大きい治療と縁の切れない残りの人生になるかもしれません。

その多くは、ジワジワと進行を続け、大きな病《やまい》へ進行していく可能性も低くはありません。

私が予防医学を中心にクリニックを開院した当初から、患者さんに言い続けていることがあります。それは、四十歳までは「いまを生きる」でかまいませんが、四十歳以降は「先を見通して生きる」将来予測が重要だということです。

治すことができない病がたくさんある以上、できるだけ身体に負担をかけず、健康を維持するためには、病気を発症前から予防するしか方法はありません。

金属が錆びることは防ぐことができても、錆びてしまったものは、たとえ錆《さび》取りをしたとしても、元の状態に戻すことはできません。身体も同じです。一度、劣化したものを元に戻すことはとても難しいのです。老化の予防は錆止めであり、水素は優れた「錆止め剤」だと考えてください。

さらに「水素」は、老化の予防をしながら「炎症」を抑えてくれるという側面も持ち併せています。「炎症」は異物や細胞の破壊に対する免疫反応のひとつです。ですから感染症にかかった場合や、アレルギー反応で「炎症」が過剰になっている場合、私たちは発熱や痛みに苦しむことになります。とはいえ、炎症を完全に抑え込んでしまえば、身体が治ろうとする行程を妨げることになってしまいます。適度な「炎症」にとどめるような治療が望ましいわけですが、これが現行の薬ではコントロールが難しいのです。

ステロイドや免疫抑制剤が「諸刃《もろは》の剣」と呼ばれるのは、炎症の自覚症状を抑える解熱作用や鎮痛作用の速効性がある代わりに、免疫と治癒反応を抑制するという副作用が現れてしまうからです。この副作用の一因に、悪玉活性酸素が挙げられるのです。

ですから、ステロイドや免疫抑制剤を使用する際に、「水素」を併用することで活性酸素の発生を抑え、炎症反応の過剰化を抑制できる可能性があるというわけです。ステロイドや免疫抑制剤を使用せず、「水素」をタイミングよく利用することで、「炎症」をコントロールすることも可能です。

日本人は世界から見ても、「病気になったら病院に行って治せばよい」という考え方が根強い国民だといわれます。健康保険制度によって、治療や投薬の経済的負担が軽減されるというのが大きな理由でしょう。しかし、現実には「治せる病気は少ない」こと、ほとんどの病気において「生涯継続治療が必要である」ことを忘れてはなりません。

薬まみれでは「クオリティ・オブ・デス（死の質）」は望めないことを肝に銘じれば、断捨離の必要性と、「水素治療」による病気予防の重要性が見えてくると思います。

ならば「水素」は濃度が高いほど効くのか

三年ほど前から、私は「水素」やアンチエイジングについて、SNSを利用して情報を発信してきました。多くの方から反響をいただき、たいへん嬉しく思っています。しかしその半面、私の記事を無断で使われてしまうこともあるようです。「水素」関連商品の説明書にも利用されているようで、購入された方から連絡をいただくことがあります。そのなかでもっとも多い質問が、「濃度」についてです。

どれくらいの濃度があれば「水素」の効果を期待できるか、を知りたいのでしょう。たしかに、通信販売されている「水素」関連商品のキャッチコピーを見ると、「他社の数倍」「〇〇ppm以上の高濃度」といった売り出しがされていることが多いようです。

これについては、「答えようがない」というのが私の回答です。治療で「水素」を使う場合、その方の年齢や日々の生活スタイル、病歴、現在の体調などによって、量、回数、濃度、施術方法は慎重に見極めなくてはなりません。

鎮痛剤一錠よりも、同じ鎮痛剤百錠のほうが、効果があると思いますか? おそらく「YES」と答える方はいないでしょう。

われわれ医師は、人体の健康、病気の進行などによって、適正量を考えます。濃度については、製品に含まれる量より、体内での血中濃度を重視します。製品の濃度が高いからといって、体内にたくさん入れられるわけではないのです。どんなものでも、「過ぎたるは猶及《なお》ばざるが如《ごと》し」です。

入浴剤から体内に「水素」を取り入れる方法は?

バスタブに入れて使用する「水素入浴剤」が、このところ患者さんのあいだで評判になっています。私のクリニックで使用する水素入浴剤は、バスタブのお湯のなかに「分子状水素」を大量に溶解させることによって、水素分子を皮膚から体内へ移行させることを目的とした入浴剤です。

反応のスピーディな「水素」は、目的の部位にたどり着く前に消費されてしまうというデメリットがあります。そのため、できるだけ目的の部位の近くへ投与する方法が選択されます。そのなかで入浴剤から体内に水素を取り入れる方法は、全身の表皮と「分子状水素」が接触し、皮下から筋肉へ移行し全身に広がるため、確実性の高い投与方法だといえます。入浴から二十分程度で、呼気中に残った水素ガスが排泄されることもわかっています。

とはいえ、バスタブのお湯のなかに分子状水素を溶存させるのは、たやすいことではありません。私のクリニックでは「バブルの圧壊」を利用しています。通常、水中で発生したバブルは浮力によって水面へと浮上し、破裂します。たとえば、水中で水素ガスを放出しても、大きなバブルとなって水面で破裂するため、水中への溶存がほとんどありません。

しかし、このバブルが五十μm《マイクロメートル》以下の場合は浮力があまりにも小さいため、「水素」は水面には浮かず、水中を漂うこととなります。人の目に、五十μm以下のバブルはほとんど見えません。水中を漂うバブルは、水圧によって泡の内部は高圧となり、その圧力によって圧壊し、バブル内の水素分子は水中に溶解することとなります。

もし水素入浴剤から大量に水素が発生したとしても、水中に溶解することなく、大きな泡となって水面で破裂している状態であれば、溶存水素の効果を得ることはできません。水素入浴剤が手許にある場合は、発生するバブルの状態をよく観察してみるといいでしょう。

お湯に溶解した水素は皮膚から体内に侵入し、抗酸化、抗炎症、代謝促進作用といった「水素」特有の老化防止、疾患予防の力を発揮してくれるでしょう。

「人は血管とともに老化する」

「アンチエイジングのためにいちばん大切なことは何か」と聞かれたら、個人的には「血管を守れ」と私は答えます。血管の劣化による障害は、臓器を選ばないからです。

よく「人は血管とともに老化する」といわれます。全身に張り巡らされた血管は、体内物流の要《かなめ》であり、水分、酸素、栄養素、エネルギー、老廃物など、すべての細胞内外の運搬に必須です。また、たんなる「管」ではなく、血管は多くの機能も持ち併せています。

とくに血管内皮細胞は、多くの生体機能物質を分泌し、血管という臓器の機能を維持しています。その血管が機能障害を起こせば、血管の先に存在する細胞は生きることができません。脳梗塞《こうそく》、心筋梗塞、壊疽《えそ》や網膜症、腎症といった糖尿病の合併症状などは、血管の「炎症」や「閉塞」によって発症する障害のひとつです。

大きな血管の問題だけでなく、毛細血管のような細小血管においても、画像診断では発見できないレベルの細胞障害を引き起こします。小さな障害であったとしても、それはいずれ全身に影響を及ぼし、各臓器の機能障害、さらに老化へとつながっていくものになります。

皮膚細胞であっても骨細胞であっても、筋肉や臓器の細胞であっても、すべて血液による補充と排泄があってこそ、それぞれの力を維持することができるのです。

血管に障害を起こす原因は、細胞レベルで発生する「酸化」「糖化」「炎症」です。とくに糖質が「酸化」することによって起こる、慢性的で持続的な「酸化」から「炎症」へつながる反応は、血管内皮細胞や血管の外膜に大きな影響を与え、機能障害を引き起こし、血流を途絶えさせることになります。

以前から、コレステロール値が高いことは動脈硬化の原因になるといわれてきました。それは正しいのですが、では、コレステロール量が増加したら動脈硬化になるかといえば、必ずしもそうではないことがわかってきたのです。

悪者はコレステロールではなく、脂質が「酸化」することで、体内の異物として捉えられるようになってしまうことなのです。異物があれば、身体は免疫反応を発動します。これが「炎症」を引き起こし、劣化を生むのです。

また、このときには物理的な「炎症」も同時に起こります。血管内で起こる小さな物理刺激です。サラサラの血液であれば、血管をスムーズに流れていくわけですが、悪玉コレステロール値の高い、粘性を持った血液が血管内を流れると、血管には物理的刺激が生まれます。とくに血管の分岐部や湾曲部では、流れてきた血液が壁にぶつかり刺激となります。この刺激によって傷がつき、免疫や炎症の反応が起こります。瞬間的には小さな刺激なのですが、慢性的に継続すれば「慢性びまん性炎症」となり、「炎症」の範囲が広がります。「炎症」は新たな悪玉活性酸素を生み、血管の「酸化」と劣化を促進してしまうのです。

脂質の「酸化」をもっとも効果的に抑制するのが「水素」であることは、すでにお話ししたとおりです。細胞障害性活性酸素のみを除去する、その優秀な作用は、現時点ではほかのどの物質でも敵《かな》いません。血管の老化を抑制するには「水素サプリメント」の内服と「水素点滴」がもっとも有効だと、臨床経験から感じています。ただし、「水素」を投与したからといって、すぐに効果を実感できるわけではありません。二カ月以上継続することで、肌や髪に変化を感じ、三カ月以上継続すると、全身のアンチエイジング効果を実感できるようです。

「水素」でBBBを保護すれば、脳神経障害を予防できる

脳内の血管の周りには、「血液脳関門（BBB）」という器官が構築されています。この器

【図表16】脳内の血管図

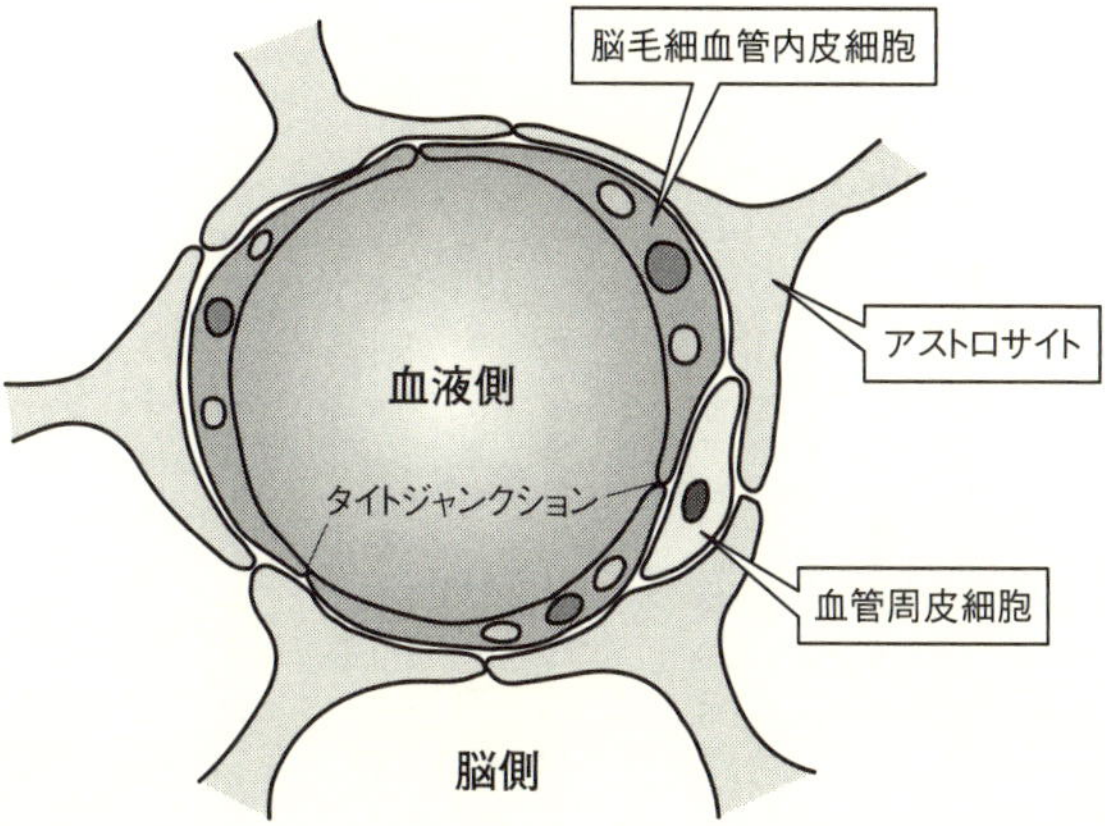

資料：各種資料をもとに、筆者が作成

官は、血管を通して脳へ運ばれる物質を選択し、毒性物質が侵入することを防ぐ役割をしています。非常に大切な「脳」という司令室に、不法侵入者が入らないように頑丈な門が築かれているというイメージです（【図表16】を参照）。

通常の毛細血管であれば、毛細血管内皮細胞のあいだに隙間《すきま》が存在し、そこから物質の出入りが可能です。ところが脳の場合は、細胞同士が結合する「タイトジャンクション」という形態をとっており、細胞間の隙間を塞《ふさ》いでいます。したがって、多くの物質は、細胞膜の輸送体を通しての通過しかできなくなっているのです。さらに、「アストロサイト」という免疫性細胞が取り囲み、門番の役割をしていますから、不審者の侵入は容易なことではありません。

ところが、この頑丈な脳を守るBBBシステムが、活性酸素によって破壊されることが確認されました。ラットによる実験では、活性酸素によってBBBが破壊されると、本来、通過するはずのない物質が脳内毛細血管内皮を通過し、神経細胞に作用することがわかりました。

その結果、神経細胞では慢性的持続的な刺激となり、細胞破壊が進んでしまいます。しかも、最初に打撃を集中して受けるのが脳内の「海馬《かいば》」という部分になります。

海馬は新しい記憶を整理整頓《せいとん》する役割を持っています。ですから、海馬が活性酸素で傷つけられると、昔のことは覚えているけれど、最近のことを覚えていられない、まさに私たちが老化してきたと実感する記憶の障害が起こるのです。こうした記憶障害は、アルツハイマー病の初期に見られる症状と一致します。

「水素」によってBBBを保護することは、加齢とともに増加する、脳神経障害の予防に役立つことは間違いないでしょう。

ついにパーキンソン病に対する「水素治療」の治験が開始

パーキンソン病は、「ドーパミン」を分泌する神経細胞が何らかの原因で変性し、ドーパミンを分泌できなくなることで起こる進行性の神経変性疾患です。

ドーパミンは神経伝達物質で、「幸せ」や「快感」「意欲」を感じる機能を持つ、脳内のホルモンのひとつです。

パーキンソン病は原因不明の疾患であると同時に、加齢によって大なり小なり、必ずといってよいほど発症する疾患でもあります。ですから、アンチエイジングを考えるときに、パーキンソン病の予防はたいへん重要な位置づけとなります。

一般的に行われる治療は、ドーパミン分泌刺激やドーパミンの投与、ドーパミンの分解抑制、ドーパミン様物質の投与といった対症療法に限られ、治癒や進行の抑制はたいへん難しいというのが現状です。

ところが最近、「ミトコンドリア」の「酸化」と、パーキンソン病の発症に関連があることが話題になりはじめました。

何度も説明してきたとおり、ミトコンドリアは全身の細胞に存在する細胞内小器官であり、糖質と酸素によってエネルギーをつくり出す仕事をしています。パーキンソン病の患者さんのミトコンドリアを調べてみると、ドーパミン分泌神経細胞内に限って、内部のミトコンドリアが「酸化」し劣化変性していることがわかったのです。「ミトコンドリア」が正常に働かないために、エネルギー不足に陥り、ドーパミンを分泌できなくなっていたわけです。

そのため、ドーパミン分泌神経細胞内のミトコンドリア内の活性酸素を除去する方法について、医学者や医療関係機関が盛んに研究を進めています。活性酸素を除去するものは多数存在していますが、目的のミトコンドリア内部に到達するのか、抗酸化力は足りるのか、など課題は山積みです。また、神経細胞には細胞膜が存在し、ミトコンドリアにも膜が存在します。つまり、体内に投与された抗酸化物質は、血管→細胞間質（水）→細胞膜（脂）→細胞内（水）→ミトコンドリア膜（脂）→ミトコンドリア内（水）というように、さまざまな関門を突破しなくてはなりません。

整理すると、水にも脂にも作用し、水溶性、脂溶性に関係なく移動することができて、かつ十分な抗酸化力を持つ抗酸化物質が必要になるのです。

そもそもパーキンソン病では、なぜ、ドーパミン分泌細胞のミトコンドリアに限定して、活性酸素が除去できなくなるのかがわかっていませんから、その複雑な条件をクリアする抗酸化物質を発見することは至難の業《わざ》だといえます。

そこで、もっとも注目されているのが「水素」です。

「水素」は悪玉抗酸化物質を強力に還元しますし、水溶性、脂溶性に関係なく移動することができます。また作用後、酸化物質として残存しませんから副作用もありません。

すでに順天堂大学病院では、パーキンソン病に対する「水素」の治験が開始されています。臨床結果に基づいたデータが公開され、パーキンソン病のための「水素治療」が確立されれば、多くの患者さんの喜びとなるでしょう。

また高齢になれば、誰もがパーキンソン病の発症から逃れられないのだとすれば、「水素」で「酸化」を防ぎ、少しでも発症を遅らせることは、超高齢化社会における大きな社会貢献になり得るはずです。

ミトコンドリアの「酸化」とがんの発生には関連性が……

がんがどのように発生し、転移していくのかは、腫瘍学の大きなテーマです。原因がひとつでないことは明らかですが、「ミトコンドリア」の機能変性とがん発生には、何らかの関連性があるのではないかということは、以前から指摘されています。第三章でも解説しましたが、おさらいの意味で、簡単にがん細胞発生のメカニズムを確認しておきましょう。

ミトコンドリアは酸素などを使ってエネルギーをつくる〝発電所〟、その発電による副産物が活性酸素です。活性酸素はミトコンドリアDNAやミトコンドリア自体を破壊してしまうため、ミトコンドリアは各種の抗酸化酵素をつくり出しています。

「酸化」によってミトコンドリアが破壊された場合、ミトコンドリア内に存在する「チトクロムc」が細胞内に放出され、アポトーシス（細胞の自殺）によって細胞死が引き起こされます。しかしうまくアポトーシスが進まないと、がん細胞化という道を選ぶ、というのが一般的な考え方です。

つまり、どのくらいの量の活性酸素が発生するとDNAが変異し、アポトーシスせず、がん細胞として生き残るのかを知ることは、今後のがん治療のための重要な研究事項となります。

現時点では、がん発生のメカニズムに対して明確な答えが出ていない以上、発生してから治すより、発生を抑えるほうが建設的です。そのためには、ミトコンドリア内活性酸素の制御が重要なことはいうまでもありません。

活性酸素を多く生んでしまう状況、糖質やアルコールをはじめとする、身体にとって毒となる物質の摂取を抑え、「水素治療」を定期的に行い体内に錆止めを施しておくことは、最低限必要だと考えています。

強力に抗酸化を行えば、がん細胞の暴走を止められる!?

がん細胞はどのようにして転移する能力を獲得するのか。ある論文では、ミトコンドリアDNAの突然変異による可能性があると伝えています。本来は、エネルギーを産生するミトコンドリアですが、転移を引き起こすがん細胞のミトコンドリアDNAは、エネルギーを産生する行程でトラブルを引き起こし、大量の活性酸素を生み出すことがわかりました。

さらに、高い転移能力を持つがん細胞に対し、抗酸化処理を行うと、その転移能力が大きく抑えられたといいます。

じつは、がん細胞は脂肪からつくるエネルギーの量が乏しく、効率の悪い「解糖系エネルギー産生」に依存しているという特徴を持っています。ミトコンドリア発電所でエネルギーをつくれない場合、食事から取り入れたグルコース（ブドウ糖）を分解して、ＡＴＰ（アデノシン三リン酸）というガソリンのようなものをつくる「解糖系エネルギー産生」を行うことになります。

言い換えるなら、がん細胞は、脂肪からエネルギーをつくり出すこと、酸素を使ったエネルギーづくりが苦手だということです。

こうしたことから、転移能力を持ったがん細胞の増殖を抑えるには、正常なミトコンドリアに対しての抗酸化とともに、転移能力を持ったがん細胞のミトコンドリアに対しても、強力に抗酸化を行うことで暴走を止められるのではないかと考えられます。こうした抗酸化は「水素」の得意とする分野です。

もうひとつ、がん治療のために「水素」が有効活用されるとすれば、放射線治療や抗がん剤治療の副作用を抑制するという点です。

神経組織は大量の脂質に覆《おお》われた細胞です。放射線治療や抗がん剤治療は、それらの脂質を「酸化」させ、大量の悪玉活性酸素を発生させます。

私のクリニックにも、他院で抗がん剤治療中の方が「水素治療」を目的に来院されますが、ほとんどの方に、副作用の消失もしくは軽減が認められます。どのような治療であっても、副作用が強すぎれば治療の継続が難しくなりますから、「水素」が副作用を軽減するという点は、がん患者の方に勇気を与える作用といえるでしょう。

脳内で発生した「酸化」が、アルツハイマー病を引き起こす

アルツハイマー病は、その根本原因は明らかではありませんが、考えられる原因として、「アミロイドβ」という難分解性タンパク質が脳内に沈着することだと一般的に示唆《しさ》されてきました。しかしCTやMRIでは沈着が認められないのに、アルツハイマー病を発症するケースがあり、最近の研究では、アミロイドβの沈着ではなく、アミロイドタンパク自体が脳内の細胞受容体と結合することによって発症するのではないか、という考えも発表されて

います。

では、なぜアミロイドβが細胞受容体と結合すると、アルツハイマー病が発症するのでしょうか。

アミロイドβを脳内に注入すると、活性酸素が増加し、炎症性サイトカインが増加します。体内の脂質代謝の副産物で、酸化の指標とされるマロンジアルデヒドの増加も認められます。脳組織の大部分は脂質が占めていますが、その脂質が酸化劣化を起こし、炎症反応が拡大することによって神経細胞が死滅します。この状態で、アミロイドβとともに「水素」を投与すると、すべての炎症や酸化指標の増加を抑制することができたという論文が発表されたのです。

つまり、脳内で発生した「酸化」が、アルツハイマー病を起こす引き金になっていることがはっきりしたわけです。

また、ラットを使った記憶実験でも、「水素」を添加することで良好な結果を示すことが証明され、「水素」が「酸化」「炎症」とともに、記憶障害についても抑制する可能性があることが示されました。他の抗酸化物質が、ＢＢＢ（血液脳関門／P.154を参照）によって脳への移行を妨げられるなか、水素は抵抗なく脳内へ移行し、脳組織の活性酸素を除去することができたと考えられます。

慢性の加齢性疾患では、九〇％程度が「酸化」劣化と何らかの関係があるといわれます。悪玉活性酸素のみを攻撃できる「水素」は、超高齢化社会において非常に大きな役割を果たすことは間違いないでしょう。

水素水を使った透析治療で「酸化」が抑制されたとの報告も

日本における透析患者数は増加の一途をたどり、ついに三十万人を超え、さらに年間五千人のペースで増え続けています。

その原因は糖尿病が圧倒的に多く、ほかには膠原《こうげん》病や糸球体腎炎の患者さんでも透析治療が必要になることがあります。

人工透析は、機能を失った腎臓の代わりに、人工的な濾過《ろか》膜と濾過液を使って、血中の老廃物を除去することを目的としています。透析患者さんの平均余命は、一般の方と比べて約半分ともいわれ、死因の多くは脳心血管病、もしくは感染症です。

血液透析治療の際に受ける「炎症」と「酸化ストレス」は非常に大きく、つねに動脈硬化を促進させているといっても過言ではありません。自分の体液ではないものが体内に入るということは、身体にとっては異物が侵入することです。当然の防御反応として「炎症」が起こり、そのことによって活性酸素が大量に発生し「酸化」が促進されるわけです。

電解水を使った透析治療も行われるようになってきましたが、莫大な酸化ストレスに対する「水素治療」の併用は、絶対的な効果が得られるはずです。

ある論文では、透析に使用する透析液を五十ppbの水素水に替え、血中酸化ストレス度として「血漿《けつしょう》中グルタチオン値」「ヒドロペルオキシド値」「アルブミン酸化還元状態」を計測したところ、タンパク質の酸化の指標となる、酸化アルブミンの値が低下したことがわかったと報告されています。

これは血中の活性酸素が減少し、「酸化」劣化が抑制されたことを意味します。

今後も透析と水素治療の関係は、継続して調査を行なっていく必要があると感じています。

免疫が増幅するメカニズムを抑制し、アレルギー症状を軽減

即時型アレルギーで起こるものには、じんましん、気管支喘息《ぜんそく》、花粉症などがあります。症状の現れる仕組みを簡単に説明しましょう。まず、IgEという免疫グロブリンが、肥満細胞などの白血球と結合し、そこに抗原が結合する。するとヒスタミン、セロトニンなどの生理活性物質が放出され、血管拡張や血管透過性亢進《こうしん》などが起こり、「炎症」反応が現れます。「炎症」が起きると、痛み、発熱、発赤《ほっせき》、浮腫《ふしゅ》といった不調が現れます。

免疫システムにおける「アクセルとブレーキ」が、何らかの原因によってアンバランスとなり、過剰な反応となっている状態だといえるでしょう。

即時型アレルギーに対して「水素治療」を行うと、「炎症」が抑えられることがわかっています。ただし、その働きは抗炎症を行う薬物とは違います。抗ヒスタミン剤やステロイドは、免疫や炎症反応の本流を遮断《しゃだん》し、抑制しますが、「水素」の場合は、免疫が増幅するメカニズムを抑制することで症状を軽減します。

つまり、免疫が働きすぎてしまう部分を制御しているのでしょう。

他の目的で「水素治療」を継続していた患者さんから、「今年は花粉症が軽かった」「金属アレルギーが出なくなった」「鼻炎が治った」「じんましんが軽くなった」という声をよく聞くことからも、「水素」がアレルギー症状を抑制していると考えられるのです。

いくら清潔さを保っても、皮脂の「酸化」を抑えることはできない

加齢臭には多くの原因がありますが、その本質は皮脂の「酸化」です。皮脂は「不飽和脂肪酸」と呼ばれる酸化しやすい脂でつくられており、その皮脂が体内外でつくられた悪玉活性酸素によって酸化変性し、異臭を発します。

加齢臭を減らすためには「身体を清潔に保つ」ことが大事だといわれますが、いくら清潔さを保っても、体内や皮膚内で発生した活性酸素を放置すれば、皮脂の酸化を抑えることはできません。

また、頭皮は皮脂の多い部位でもあり、そこでの皮脂の酸化は脱毛の原因ともなるため、頭皮の皮脂における抗酸化はたいへん重要な要素になります。

加齢臭は自身の酸化劣化による臭いなので、本人はほとんど気づきません。また、「オヤジ臭」というイメージが強く、男性特有のものだと考えられがちですが、じつは閉経後の女性にも発生するため、女性も安心はできません。

とくに日本人は他人の弱点を指摘しづらい人種ですので、周りが加齢臭に気づいていたと

しても、本人には伝えてくれない場合が多いようです。

抗酸化治療は加齢臭だけを目的とした治療ではありませんが、全身のアンチエイジングを考えた治療を継続することによって、加齢臭も消失するケースが目立ちます。私のクリニックの患者さんでも、

「『臭い』と近寄ってくれなかった孫が、手をつないでくれるようになりました」

と報告してくれた方がいました。

患者さんにとっては思わぬ副産物ですが、私からすれば、身体全体のアンチエイジングを行なっているので、当然の結果だと驚きもしませんでした。

具体的に、体表面全体の脂質酸化を抑制することを望まれるのであれば、「水素入浴剤」を利用した入浴や、アポクリン腺部位への「水素外用薬」の塗布、「水素カプセル」の内服を組み合わせるのも、よいかもしれません。

光老化の原因は紫外線、紫外線で老化する原因は「活性酸素」

「アンチエイジング」というと、イコール肌の若返りをイメージする方も多いでしょう。そ

れだけ肌のツヤやハリは、老化を感じやすい場所だといえます。

ところで肌は、露出の高い場所ほど老化が速いと感じたことはありませんか。まったくそのとおりで、外気に触れている部分ほど、肌本来の機能を失うスピードが速いのです。

肌の老化には、生理的老化（経年変化）、酸化劣化（活性酸素老化）、光老化（紫外線老化）、糖化老化（過剰糖化老化）の四つの要素があります。

このなかで露出部の老化を促進する因子は、「光老化」です。紫外線に当たる機会の多い場所ほど、皮膚が厚く、硬くなっていきます。古くなった組織が破壊されたものの、それが除去できないことが原因です。

光老化の原因物質である紫外線には、「UVA」と「UVB」の二種類があります。周波数の違いによってUVAのほうが、深く真皮まで到達します。UVAは細胞がつくった組織タンパクや細胞膜と反応し、活性酸素を発生させることによって老化を促進します。

UVBは直接、DNAを破壊することによって細胞機能を低下させます。

UVAは組織タンパクを「酸化」させ、皮膚を繊維化する。UVBはDNAを傷つけ、細胞の再生能力を低下させるわけですから、酸化劣化と再生不良が同時に起こる「二重の老化」だといえます。

この二つの紫外線による老化から細胞や組織を守るため、「メラノサイト」と呼ばれる色素細胞がメラニンをつくり出し、周囲の細胞の核膜周囲にメラニンを配置することで、紫外線の悪影響を抑えようとします。メラニンは天然の紫外線吸収剤であり、強力な抗酸化物質でもあります。

つまり、光老化の原因は紫外線であり、紫外線で老化する原因は「活性酸素」だといえるのです。

光老化部位を「水素」還元することは、露出部分の肌老化のうち八〇％を占める光老化を抑制する最良の方法です。「水素」を気になる部分に直接注入する「注射」は、他の方法に比べて大量の水素分子を患部に供給することができます。また、皮膚に「水素バーム」を塗布するといった使い方で「水素」を投与する方法もあります。

シワやたるみの改善も「水素治療」によって可能に

寝たきりの入院患者さん二十二人に対し、床擦《とこず》れに対する治療の面から、〇・八～一・三ppm濃度の水素水を、経口チューブで二カ月間投与してその効果を検討した論文が発表されました。その結果、水素を含まない水を注入した場合と比較すると、「損傷皮膚面積の縮小」に加えて、入院期間の短縮が認められました。

また、皮膚細胞を培養させ、UV照射で傷害を与える実験も行われ、UVに対する予防効果として、通常水と水素を含む水を与え、比較検討しています。結果的には、水素水によって、「コラーゲンの再構築」「ミトコンドリアの還元力の促進」「悪玉活性酸素蓄積の抑制」が確認されたといいます。

床擦れは皮膚が圧迫されることによって損傷が起きるものですが、回復力が追いつかず壊《え》死《し》や潰瘍《かいよう》となってしまうことが多いものです。水素水の内服によって患部のコラーゲン構築が回復したのは、たいへん興味深い結果といえます。

このことは、加齢によって発生するシワやたるみの改善も「水素治療」によって可能であることを示しています。

皮膚は、自覚的にも客観的にも「老化を判断しやすい場所」です。私のクリニックで治療を受けている患者さんの感想を聞くと、水素水や水素サプリメントの内服を利用すると、二～三カ月程度で、自覚できるレベルの回復を得られることが多いようです。外用薬を加えれば、さらに効果は高まります。もちろん、外からのアプローチだけでなく、細胞レベルでの回復、さらには、生活習慣によって余計な毒を体内に貯め込まないことも、美肌には重要なプロセスとなります。悪習慣をそのままにして「水素」だけに頼っても、その効果は半減してしまいます。悪習慣の改善のうえに「水素」をプラスすることが、アンチエイジングへの近道であることは間違いありません。

肌に痕跡を残しにくい、「水素」によるニキビ治療

ニキビは単一の原因で起こるものではなく、いくつかの要因が合わさることによる複合原因で発症します。多くの場合、ホルモンのアンバランスによるものです。

思春期、生理、ストレス、不摂生《ふせっせい》、ピルなどによってホルモンのアンバランスが起こると、角質の分裂や皮脂の分泌が過剰になります。皮膚常在菌である「アクネ菌」は、皮脂を栄養として増殖します。アクネ菌は「リパーゼ」という脂肪分解酵素を分泌し、皮脂を「遊離脂肪酸」に分解します。これが蓄積すると、毛穴に詰まった皮脂や角質の塊《かたまり》である「コメド」になります。

遊離脂肪酸は酸化しやすく、酸素やUVの作用によって簡単に「酸化」し、過酸化脂質に

変化してしまいます。このときに変色して黒くなると黒ニキビ、炎症が起こると赤ニキビになるのです。

炎症性ニキビは、アクネ菌の感染による炎症というよりは、過酸化脂質による非感染性炎症と考えるべきでしょう。強く継続的に「炎症」が続けば、組織破壊が引き起こされ、周囲の組織も巻き込んで破壊するため、クレーター化や色素沈着が起こります。

「水素」によるニキビ治療は、ニキビの初期原因に作用するわけではありません。増加しコメドとなった遊離脂肪酸の酸化を抑え、「炎症」を抑制することによって、ニキビの悪化を防ぐ手法を取っているのです。

「水素治療」でニキビが治ると、黒ニキビは色が消失し、赤ニキビは「炎症」が収まります。つまり、「水素治療」によるニキビ治療は、肌にその痕跡を残しにくい治療法だといえるでしょう。

夏場の紫外線以上に、青色と白色のLEDにはご用心

ここ数年、科学は凄《すさ》まじい勢いで進み、われわれの生活を豊かにしていますが、半面、人

体への影響がおざなりにされている部分もあります。そのひとつがブルーライトです。

ブルーライトとは、パソコンやスマートフォンの液晶画面に多く利用されているLED（発光ダイオード）に多く含まれるとされる可視光の一種です。波長が短く眼の角膜や水晶体で吸収されないため、網膜に達しやすく、視細胞に障害を与えることは、みなさんもご存じでしょう。そのため、眼精疲労や急性網膜障害のほか、加齢黄斑《おうはん》変性症などの眼病の原因としても知られていますが、そのメカニズムは明確になっていませんでした。

そのことを受けて、実験が行われました。

波長の異なる三色のLEDを使い、エネルギーを一定にした青、白、緑の光をマウスの視細胞に照射し、細胞が受ける影響を調べたのです。その結果、青色LED及び白色LEDを照射した視細胞においては細胞障害が惹起《じゃっき》され、緑色のLED照射では細胞障害は惹起されなかったのです。

また、細胞障害の原因となる活性酸素の量は、青色LED、白色LEDの順に多く、緑色のLEDでは増加しなかったといいます。

この結果を考察すると、ブルーライトLEDを細胞に照射すると活性酸素が増加し、その活性酸素がミトコンドリアを障害する。さらにタンパク質合成の場である小胞体に障害を起こすことで、細胞がエネルギー産生障害と、タンパク合成障害を起こし、最終的に細胞障害が起きたと考えられます。

ブルーライトの影響を受けるのは、眼の網膜と皮膚です。これらの組織の奥深くまでブルーライトが到達し、細胞を破壊するわけですから、当然、眼と皮膚の老化につながる可能性は大いにあると考えてよさそうです。

これらの光老化の原因は「酸化」です。私たちの生活圏内には、多くの青と白のＬＥＤが普及しています。自衛をするのであれば、ＬＥＤによる細胞障害の原因である「酸化」を抑制することが大切でしょう。夏場の紫外線以上に、室内や夜間の青色と白色のＬＥＤに対する抗酸化防御が必要になります。

アスリートの筋肉や関節のケアにも、「水素」は非常に有効

「水素」は鎮痛治療にも利用されています。肩、膝《ひざ》、足首などの関節痛、首こり、肩こり、腰痛、神経痛といった整形外科分野の鎮痛に利用することが多く、それ以外にも、リウマチや膠原病、皮膚炎、火傷《やけど》、ニキビの炎症による痛みにも用いられます。

医学的に鎮痛効果の度合を計測することはできませんが、患者さんの感想を聞くと、ステロイドや消炎鎮痛剤、麻酔薬などの疼痛《とうつう》治療と比較して、同等程度の鎮痛効果があるように感じます。それ以上に、この治療法のもっとも優れた点は、副作用がないことです。

現在、ペインクリニックや整形外科で鎮痛治療に利用される麻酔は、あくまでも、その場の痛みを感じなくすることを目的としています。

消炎鎮痛剤やステロイドは「水素」と同様に、化学反応によって炎症反応を抑える薬剤です。しかし副作用がないことと、投与量に制限がなく、部位を選ばない点で、「水素」に軍配が上がると私は考えています。

では、なぜ「水素」で痛みが抑えられるのでしょうか。

私たちが痛みを感じるプロセスを考えてみましょう。

何らかの刺激に端を発し、その後、数多くのサイトカインが連鎖的に反応します。酵素によって炎症性物質が放出され、「炎症」が起こると、それを知覚神経が感知することによって痛みを感じることになります。

ステロイドや消炎鎮痛剤の多くは、「炎症」を伝達する「ＣＯＸ（シクロオキシゲナーゼ）」という酵素を抑制することによって、サイトカインの反応が炎症性物質放出に伝達されないようにします。つまり無理矢理「炎症」症状を消すことになるため、薬をやめた途端、炎症が悪化し痛みも増してしまう可能性があるのです。

一方、「水素」は、これらよりもさらに上流にある「NF-κB（エヌエフカッパビー）」という刺激因子に関係があるようです。NF-κBの刺激因子のひとつである活性酸素を抑制することにより、鎮痛作用があるのです。

「水素」を患部に投与すると、活性酸素が発生している部位で鈍痛を感じます。少し時間が経つと温感に変化し、急激に痛みが軽減していきます。

痛みの治療では、「水素」の投与は筋肉注射、関節内注射などで行います。

私は元整形外科医ということもあり、国際的なスポーツ選手の体調管理や身体のメンテナンスもさせていただいています。アスリートの筋肉や関節のケアにも「水素」は非常に有効だと、日々の臨床のなかで実感しています。

加齢による変形性関節症には、長期的な「水素」投与が望ましい

加齢とともに、老化現象として現れる変形性関節症。その痛みは、クオリティ・オブ・ラ

イフ（生活の質）を低下させる大きな要因のひとつです。日本における「関節炎」の総患者数は百二十万人といわれ、要介護の原因では、変形性関節症と骨折を合わせると、全体の二〇％に当たります。「命を奪う疾患」ではなく、「活動を奪う疾患」だといってもいいでしょう。

変形性関節症の患者さんは、血管拡張物質であるＮＯ（一酸化窒素）が関節内に増加しています。このＮＯが、細胞活動と加齢で増加した活性酸素の「スーパーオキシド」と結合すると、活性窒素のひとつ、「ペルオキシナノライト」が発生します。

一方で、加齢によって増加したＳＯ（硫酸イオン）の処理が追いつかず、関節内の重金属と反応して、悪玉活性酸素の「ヒドロキシラジカル」が産生されます。

何らかの原因でＮＯとＳＯ、そして活性酸素を無毒化する酵素、ＳＯＤ（スーパー・オキサイド・ディスムターゼ）のバランスが崩れ、活性酸素が過剰に増えてしまうことで、軟骨細胞の破壊、軟骨組織の変性、炎症反応の増強といった、関節の劣化の中心となる現象を引き起こしてしまうのです。

「水素」は、ヒドロキシラジカルもペルオキシナノライトも、ともに除去できる抗酸化物質です。治療に使う場合は、長期的な「水素」の投与が望ましく、点滴や関節内注射によって直接、痛みにアプローチしていきます。

ダイエットをサポートする力が「水素」にはある

「食べる量を減らしても痩《や》せない」

「食事に気をつけても、体脂肪が減らない」

そんな悩みのある方には、「水素」を利用したダイエットがお勧めです。

もちろん、糖質を摂りすぎている場合や、消費カロリー以上にカロリー摂取している人は論外ですが、正しい食事指導と生活指導を実践しているのに、体脂肪が減少しないという場合、脂肪を分解する能力やエネルギーを産生する能力、熱を産生する能力などに障害が起きている可能性があります。

肥満は、脂肪の合成、分解、蓄積を担う脂肪細胞に脂肪の蓄積量が増加することで発生する現象です。脂肪細胞には、「白色脂肪細胞」と「褐色脂肪細胞」の二種類があり、それぞれ特徴が異なります。

白色脂肪細胞は、身体のなかで余分になったカロリーを中性脂肪として蓄積する働きをしており、エネルギーが不足した際には、白色脂肪細胞がエネルギーとして利用されます。白色脂肪細胞の数は成長期が終わると増減しなくなり、成人の場合、白色細胞を膨張させて中性脂肪を蓄積するようになるのです。

一方の褐色脂肪細胞は、食事で余ったエネルギーを燃焼させて体温を保持する働きをしています。その数は、新生児期がもっとも多く、年齢とともに減少していきます。首や肩甲《けんこう》骨、脇の下、心臓と腎臓の周囲など、限られた場所にしか存在しません。

つまり、二つの脂肪細胞は正反対の働きをしています。褐色脂肪細胞の働きが活発であれば、エネルギーをたくさん消費することができますが、活発ではない人はエネルギーの消費が少なくなり、太りやすいといえます。

白色脂肪細胞に蓄積された脂肪は、細胞膜を通して出入りしています。その出入りの信号は、細胞膜上に突き出したアンテナに、アドレナリンや甲状腺ホルモンといったホルモン類が結合したり、通過したりすることでコントロールされています。

ですから、もし脂肪細胞の細胞膜に「炎症」が起きると、脂肪や糖が出入りすることそのものや、脂肪燃焼をコントロールするアンテナに障害が発生し、脂肪細胞内の脂肪をエネルギーとして利用できなくなってしまいます。そうなると、脂肪を燃やすことはできず、食事で摂ったエネルギーや、筋肉などのタンパクからつくるエネルギーに頼ることになります。

脂肪細胞の細胞膜の劣化は、糖の摂りすぎや、酸化した油、その他、身体にとって毒となるものを摂取することによって「酸化」と「炎症」が起こることで発生します。ですから、「水素」の抗酸化作用と、それに伴う抗炎症作用によって細胞膜を修復することは、脂質代謝を正常化する助けになるわけです。

固定化された脂肪組織は血流が悪く、摂取した物質の移行が非常に悪いのですが、「水素」は場所を選ばず作用することができるため、脂肪細胞にもその力を発揮することができるのです。

こうしたことから、正しい食事指導、腸内環境の調整、「酸化」と「炎症」の抑制、生活指導などをしっかり行なったうえで、効率的な「水素治療」を行えば、脂肪を燃焼しやすい体内サイクルをつくり出すことが可能になります。本人の努力なしにダイエットが成功することはありませんが、努力の成果が一〇〇％現れるようにサポートする力が「水素」にはあると理解していただければよいでしょう。

そのことを強く感じるのが、別の理由で「水素治療」を行なっていた患者さんから、「最近痩せてきた」という話を聞く機会が多いことです。体脂肪と「水素」に関するエビデンスも揃いつつあり、「水素治療」の可能性はますます広がりを見せています。

活性酸素を抑制することで、歯周炎を防げるかも

私は歯科の専門家ではありませんが、多くの歯科医の方から「水素」について問い合わせをいただきます。それは、歯周病と活性酸素が切っても切れない関係にあることが大きな理由だと感じています。

歯周病を誘発させたラットの実験によると、純水と飽和水素を使い、その効果を比較すると、純水では悪玉活性酸素が上昇し、「炎症」が継続、歯槽骨《しそう》が減少し、破骨《はこつ》細胞の分化が認められたといいます。

一方、飽和水素を利用すると、悪玉活性酸素は抑制され、活性酸素によってDNAが損傷を受けたことで残る副産物8-ヒドロキシ-デオキシグアノシン（第五章P.127を参照）やニトロチロシンが歯周炎組織中で減少し、「炎症」が抑制されたそうです。そのため、破骨細胞の分化が抑制され、歯周病に対して好影響を与えることが認められたのです。

このことは、歯周炎の根本に活性酸素が関与していることと、活性酸素を抑制することで

歯周炎を防ぐことができる可能性を示唆しています。歯周病は全身疾患との関係が深く、多くの歯科の先生が「水素治療」に興味を示してくださることで、一人でも多くの歯周病患者の方が救われることを願わずにはいられません。

これから大きな転換期を迎える「水素治療」

私の考えるアンチエイジングの基本は、まず「ディフェンスの治療」です。体内のデトックスを中心に、毎日の生活では身体に毒となるものは摂取しないこと。そして「水素」によって、身体を錆びさせる悪玉活性酸素を除去し「酸化」を防ぐこと。これらは、個人個人が意識し、実践する「生き方」そのものです。

こうしたディフェンスの治療を意識した生き方のできる方には、さらに「オフェンスの治療」をお勧めすることがあります。オフェンスの治療は、主に細胞レベルで行います。細胞にとって必要な物質を、オーダーメイドで補充していきます。

ビタミン、ミネラル、食物繊維、乳酸菌、酵素、プラセンタなどを使い、解毒によってリフレッシュした身体を、さらによい状態に整えるのが目的です。また、その人にとって弱点となる部分を補強することも可能だと考えています。

病気にならない身体を維持し、見た目だけでなく細胞までもが年齢より若くあり続けるための最高レベルのアンチエイジングだといえるでしょう。また、オフェンスの治療に使用する物質と「水素」が喧嘩《けんか》することはありません。相乗効果が期待できるため、オフェンスの治療は「水素治療」と併用することが基本になります。


科学の進歩とともに人間が手に入れた「便利」さは、「酸化」という副産物を私たちの身体のあちこちで生んでいます。食品、薬、添加物、LEDなどなど、さまざまな〝毒〟が日々、私たちから「若さ」を奪っています。

科学も化学も、まだまだ進歩を続けていくでしょう。そのぶんだけ、私たちの身体には昔の人たちが感じ得なかったストレスが加わり続けるのです。

そのストレスに対して、副作用なく、効率的に働きかけてくれるのが「水素」だということは、本書をお読みになったみなさんは理解されたことと思います。

「水素治療」の是非については、インターネット上やマスコミでもつねに話題の上位に挙がります。たくさんの方が興味を持ちながらも、「水素」を「不思議なもの」「変わったもの」

と半信半疑の目で見ていることは残念でなりません。

「水素」は地球上に無数に存在する、ただのガスです。合成してつくられたものでもありませんし、不純物を含むものでもありません。ですから、「水素」を悪者扱いする必要はまったくありません。

どんなに素晴らしいものでも、最初は疑いの目をかけられるものです。天動説から地動説への転換のように、「水素治療」は今後、大きな転換期を迎えることになるでしょう。

たくさんの医学者たちが、「水素」を利用した臨床実験に人生を賭けています。誰もが納得する形でそれらが発表され、本格的に一般の医療現場で「水素」が活用される日が近づいているのです。

よりよい「生」と後悔しない「死」を望む方にとって、「水素治療」がいま以上に身近な存在になることを願ってやみません。

《おわりに》

「水素」が医療の現場で認められてから、ようやく十年が経過しようとしています。

二〇〇七年に太田成男《しげお》先生（日本医科大学教授）によって、「水素」が細胞の抗酸化剤として有効であるという趣旨の画期的な論文が発表されました。

この論文をきっかけに、「水素」は世界中で注目を浴びる存在となりました。

「水素が身体の錆《さび》を取る」

「水素が老化を抑制する」

そんなタイトルの記事や番組が、日本でも盛んに特集されはじめ、そのムーブメントはいまも継続しています。

しかし、その一方で、

「水素」で体調がよくなるわけがない。

「水素」は身体のなかで酸化するから意味がない。

「水素」の商品化は眉唾《まゆつば》だ。

といった否定的な意見を語る医学者もいます。

いったいどうしてなのでしょうか。太田先生の論文以降も、「水素がなぜ効くのか」についての論文が多数発表され、その効果についてはもはや疑う余地はありません。近年は、「水素」をどのような形で、どのくらいの量を摂取すれば効果が高いのか、そういった臨床現場からの論文が多数発表されるようになってきました。

医学の世界では、「エビデンス」という言葉が頻繁に使われます。たくさんの臨床データに基づいた科学的な証拠、エビデンスがなければ、その効果を謳《うた》ってはならないという風潮が根強く居座っていますが、エビデンスというものは徐々に蓄積されていくもので、最初からエビデンスが存在するものなどなく、それを構築するために、私たち医師は日々努力しているのです。

「水素」を利用した治療は、身体の老化を抑制し、病気を予防するものです。ですから、手術をして悪い部分を取り去ったとか、対症療法の薬を飲んで検査数値がよくなった、というようなデータとは、まったく次元の違う話なのです。

「水素」を使わずに十年、二十年生きた場合と「水素」を使いながら生活を続けた場合で、病気になる確率に変化が起きるか、という検証は、タイムマシンでも使わないかぎり、できるわけがありません。

実際に「水素治療」を受けている方々と、その指導を行なっている医師たちは、「水素」が確実に老化を抑制し、病気を予防することを実感しています。そうした事実をひとつずつ積み上げ、エビデンスに代わる、いや、それよりもずっと信憑《しんぴよう》性の高い治療成果をデータとして構築しようと努力を続けています。

「水素」が「不思議な物質」として扱われることは、「水素治療」を行う医師には耐えがたいことです。専門的な知識を向上させ、「水素治療」が医療行為として規格化できるようにするために、多くの臨床データが必要であることは痛感しています。

そこで同じような思いを持った医学者が集まり、二〇一四年六月、一般社団法人「臨床水素治療研究会」を立ち上げました。僭越《せんえつ》ながら、私が代表理事を務めさせていただいているのですが、この会の存在によって、国内外の医師の賛同を得ることができ、さまざまな医大や医療機関で「水素治療」が実践され、そのデータが日々、蓄積されているところです。

パーキンソン病の治療に「水素」を利用し、その成果について順天堂大学病院がデータを取っていますし、慶應義塾大学の救命救急センターでは、蘇生時に水素ガスを使用すると蘇生率が上がるという研究結果を出してきています。

いまだに「水素はオカルトだ」「水素は怪しい」とおっしゃる医学者がいるのなら、せめて活性酸素と疾患についての論文くらいは読んでほしい。商品化された「水素」グッズだけを取り上げて、こんなものは効かないと主張されても、真面目に治療に向き合っている私たちからすれば、笑い話にもなりません。

たしかに、世の中に「○○に効く」「○○を治す」といった商品が蔓延《はびこ》っているのは事実です。しかし、「がんに効くサプリメント」と謳う商品を、がん治療の専門家が否定するでしょうか。「血糖値を下げるお茶」を循環器の医師が販売中止にしろ、と訴えるでしょうか。

商品ベースの話題に医師が口を挟む必要もなければ、相手にする時間もありません。私たち医師は、患者さんが本当によい治療が受けられるように、健康を手に入れられるように医学と向き合うべきだと考えています。

「水素治療」を取り入れる病院、クリニック、歯科医院の数は、臨床水素治療研究会の働きかけもあり、少しずつ増えてきています。投薬や手術だけで、未来の医学は成り立ちません。いかに病気をつくらないか、そして本当の治療とは何かを追求していくことが、真の医師の努めだと私は信じています。

医学は日進月歩を続けています。今日の常識が、明日には覆《くつがえ》されることもあります。私がここに記した医療知識も、一年後には旧《ふる》い情報になっているかもしれません。そういう観点で考えれば、「水素治療」はこれから大きく発展し、社会にとって有益な存在として公的に認知される日も近いのではないかと予見することもできるのです。

今後も、「水素」についてはさまざまな研究が続けられ、新たな活用法が見いだされていくはずですし、それだけの大きな可能性を秘めた存在だと断言できます。

本書を最後までお読みくださり、ありがとうございました。

読者のみなさんが、ご自身にとって最高の「クオリティ・オブ・デス（死の質）」を迎えられることを願って、「おわりに」の言葉とさせていただきます。

〈主な参考論文〉

「Attenuation of Cigarette Smoke-Induced Airway Mucus Production by Hydrogen-Rich Saline in Rats」 Ning Y, Shang Y, Huang H, Zhang J, Dong Y, Xu W, Li Q
http://dx.doi.org/10.1371/journal.pone.0083429

「Oral intake of hydrogen-rich water ameliorated chlorpyrifos-induced neurotoxicity in rats.」 Wang T, Zhao L, Liu M, Xie F, Ma X, Zhao P, Liu Y, Li J, Wang M, Yang Z, Zhang Y
http://www.ncbi.nlm.nih.gov/pubmed/24967689

「Sleep Drives Metabolite Clearance from the Adult Brain」 L. Xie, H. Kang, Q. Xu, MJ Chen, Y. Liao, M. Thiyagarajan, J. O'Donnell, DJ Christensen, C. Nicholson, JJ Iliff, T. Takano, R. Deane, M. Nedergaard
https://www.sciencedaily.com/releases/2013/10/131017144636.htm

「Hydrogen-rich saline protects spermatogenesis and hematopoiesis in irradiated BALB/c mice.」 Chuai Y, Shen J, Qian L, Wang Y, Huang Y, Gao F, Cui J, Ni J, Zhao L, Liu S, Sun X, Li B, Cai J
http://www.ncbi.nlm.nih.gov/pubmed/22367121

「Oral, hydrogen water, induces neuroprotective ghrelin secretion in mice.」 Matsumoto A, Yamafuji M,

Tachibana T, Nakabeppu Y, Noda M, Nakaya H
http://www.ncbi.nlm.nih.gov/pubmed/?term=Oral+%E2%80%98hydrogen+water%E2%80%99+induces+neuroprotective+ghrelin+secretion+in+mice

「Production and Excretion of Hydrogen Gas in Man」 Michael D. Levitt, M.D.
http://www.nejm.org/doi/full/10.1056/NEJM196907172810303

「Hydrogen improves neurological function through attenuation of blood–brain barrier disruption in spontaneously hypertensive stroke-prone rats」 Satoru Takeuchi, Kimihiro Nagatani, Naoki Otani, Hiroshi Nawashiro, Takashi Sugawara, Kojiro Wada, and Kentaro Mori
http://www.ncbi.nlm.nih.gov/pmc/articles/PMC4411925/

「Hydrogen-rich saline improves memory function in a rat model of amyloid-beta-induced Alzheimer's disease by reduction of oxidative stress.」 Li J, Wang C, Zhang JH, Cai JM, Cao YP, Sun XJ
http://www.ncbi.nlm.nih.gov/pubmed/20171955

「Effect of a hydrogen (H2) -enriched solution on the albumin redox of hemodialysis patients.」 Terawaki H1, Zhu WJ, Matsuyama Y, Terada T, Takahashi Y, Sakurai K, Kabayama S, Miyazaki M, Itami N, Nakazawa R, Ito S, Era S, Nakayama M http://www.ncbi.nlm.nih.gov/pubmed?term=effect+of+a+hydrogen+%28H2%29+enriched+solution+on+the+albumin+redox+of+hemodialysis+patients.&cmd=correctspelling

「Hydrogen water intake via tube-feeding for patients with pressure ulcer and its reconstructive effects on normal human skin cells in vitro」Qiang Li, Shinya Kato, Daigo Matsuoka, Hiroshi Tanaka and Nobuhiko Miwa
http://medicalgasresearch.biomedcentral.com/articles/10.1186/2045-9912-3-20

「Damage of photoreceptor-derived cells in culture induced by light emitting diode-derived blue light.」Kuse Y, Ogawa K, Tsuruma K, Shimazawa M, Hara H
http://www.ncbi.nlm.nih.gov/pubmed/24909301

「Hydrogen-rich water attenuates experimental periodontitis in a rat model.」Kasuyama K, Tomofuji T, Ekuni D, Tamaki N, Azuma T, Irie K, Endo Y, Morita M
http://www.ncbi.nlm.nih.gov/pubmed?term=Hydrogen-rich+water+attenuates+experimental+periodontitis+in+a+rat+model

〈その他の参考文献〉

『朝日新聞デジタル』（2015.4.4）をはじめとするネット記事や、医療系サイトも参考にしました。

PHP新書
PHP INTERFACE
http://www.php.co.jp/

辻 直樹［つじ・なおき］

一般社団法人「臨床水素治療研究会」代表理事／辻クリニック院長

1965年生まれ。獨協医科大学医学部卒。リウマチ医・整形外科医としてスポーツ選手の栄養・ホルモン・運動生理学に携わる一方で、エイジングをコントロールするための総合医療について独自に研究を積み重ねてきた、斯界の第一人者。自身のクリニックの治療方針は、「細胞へのアプローチ」。①エイジマネージングとしてのメタボリックシンドローム治療、②エイジマネージメントの推進、③細胞レベルで「真の美」をかなえる、をコンセプトに、持続的に内側からわき出る美と健康をめざした治療を行なっている。

なぜ水素で細胞から若返るのか（PHP新書1056）
抗酸化作用とアンチエイジング

二〇一六年八月二十四日　第一版第一刷

著者――辻 直樹
発行者――小林成彦
発行所――株式会社PHP研究所
東京本部――〒135-8137 江東区豊洲5-6-52
新書出版部 ☎03-3520-9615（編集）
普及一部 ☎03-3520-9630（販売）
京都本部――〒601-8411 京都市南区西九条北ノ内町11
組版――有限会社エヴリ・シンク
装幀者――芦澤泰偉＋児崎雅淑
印刷所
製本所――図書印刷株式会社

ISBN978-4-569-83134-3

PHP新書刊行にあたって

「繁栄を通じて平和と幸福を」（PEACE and HAPPINESS through PROSPERITY）の願いのもと、PHP研究所が創設されて今年で五十周年を迎えます。その歩みは、日本人が先の戦争を乗り越え、並々ならぬ努力を続けて、今日の繁栄を築き上げてきた軌跡に重なります。

しかし、平和で豊かな生活を手にした現在、多くの日本人は、自分が何のために生きているのか、どのように生きていきたいのかを、見失いつつあるように思われます。そして、その間にも、日本国内や世界のみならず地球規模での大きな変化が日々生起し、解決すべき問題となって私たちのもとに押し寄せてきます。

このような時代に人生の確かな価値を見出し、生きる喜びに満ちあふれた社会を実現するために、いま何が求められているのでしょうか。それは、先達が培ってきた知恵を紡ぎ直すこと、その上で自分たち一人一人がおかれた現実と進むべき未来について丹念に考えていくこと以外にはありません。

その営みは、単なる知識に終わらない深い思索へ、そしてよく生きるための哲学への旅でもあります。弊所が創設五十周年を迎えましたのを機に、PHP新書を創刊し、この新たな旅を読者と共に歩んでいきたいと思っています。多くの読者の共感と支援を心よりお願いいたします。

一九九六年十月

PHP研究所

PHP新書

［社会・教育］

117 社会的ジレンマ 山岸俊男
335 NPOという生き方 島田 恒
418 女性の品格 坂東眞理子
495 親の品格 坂東眞理子
504 生活保護vsワーキングプア 大山典宏
522 プロ法律家のクレーマー対応術 横山雅文
537 ネットいじめ 荻上チキ
546 本質を見抜く力 ——環境・食料・エネルギー 養老孟司／竹村公太郎
586 理系バカと文系バカ 竹内 薫［著］／嵯峨野功一［構成］
602 「勉強しろ」と言わずに子供を勉強させる法 小林公夫
618 世界一幸福な国デンマークの暮らし方 千葉忠夫
621 コミュニケーション力を引き出す 平田オリザ／蓮行
629 テレビは見てはいけない 苫米地英人
632 あの演説はなぜ人を動かしたのか 川上徹也
681 スウェーデンはなぜ強いのか 北岡孝義
692 女性の幸福［仕事編］ 坂東眞理子
706 日本はスウェーデンになるべきか 高岡 望
720 格差と貧困のないデンマーク 千葉忠夫
741 本物の医師になれる人、なれない人 小林公夫
780 幸せな小国オランダの智慧 紺野 登
783 原発「危険神話」の崩壊 池田信夫
786 新聞・テレビはなぜ平気で「ウソ」をつくのか 上杉 隆
789 「勉強しろ」と言わずに子供を勉強させる言葉 小林公夫
792 「日本」を捨てよ 苫米地英人
819 日本のリアル 養老孟司
823 となりの闇社会 一橋文哉
828 ハッカーの手口 岡嶋裕史
829 頼れない国でどう生きようか 加藤嘉一／古市憲寿
832 スポーツの世界は学歴社会 橘木俊詔／齋藤隆志
847 子どもの問題 いかに解決するか 岡田尊司／魚住絹代
854 女子校力 杉浦由美子
857 大津中2いじめ自殺 共同通信大阪社会部
858 中学受験に失敗しない 高濱正伸
869 若者の取扱説明書 齋藤 孝
870 しなやかな仕事術 林 文子
872 この国はなぜ被害者を守らないのか 川田龍平
875 コンクリート崩壊 溝渕利明
879 原発の正しい「やめさせ方」 石川和男

888 日本人はいつ日本が好きになったのか　竹田恒泰
896 著作権法がソーシャルメディアを殺す　城所岩生
897 生活保護vs子どもの貧困　大山典宏
909 じつは「おもてなし」がなっていない日本のホテル　桐山秀樹
915 覚えるだけの勉強をやめれば劇的に頭がよくなる　小川仁志
919 ウェブとはすなわち現実世界の未来図である　小林弘人
923 世界「比較貧困学」入門　石井光太
935 絶望のテレビ報道　安倍宏行
941 ゆとり世代の愛国心　税所篤快
950 僕たちは就職しなくてもいいのかもしれない
岡田斗司夫 FRREex
962 英語もできないノースキルの文系は
これからどうすべきか　大石哲之
963 エボラvs人類 終わりなき戦い　岡田晴恵
969 進化する中国系犯罪集団　一橋文哉
974 ナショナリズムをとことん考えてみたら
春香クリスティーン
978 東京劣化　松谷明彦
981 世界に嗤われる日本の原発戦略　高嶋哲夫
987 量子コンピューターが本当にすごい
竹内 薫［構成］／丸山篤史
994 文系の壁　養老孟司
997 無電柱革命　小池百合子／松原隆一郎
1006 科学研究とデータのからくり　谷岡一郎
1022 社会を変えたい人のためのソーシャルビジネス入門　駒崎弘樹
1025 人類と地球の大問題　丹羽宇一郎
1032 なぜ疑似科学が社会を動かすのか　石川幹人
1040 世界のエリートなら誰でも知っているお洒落の本質　干場義雅
1044 現代建築のトリセツ　松葉一清
1046 ママっ子男子とバブルママ　原田曜平

［**思想・哲学**］
032 〈対話〉のない社会　中島義道
058 悲鳴をあげる身体　鷲田清一
086 脳死・クローン・遺伝子治療　加藤尚武
468 「人間嫌い」のルール　中島義道
856 現代語訳 西国立志編　サミュエル・スマイルズ［著］／
中村正直［訳］／金谷俊一郎［現代語訳］
884 田辺元とハイデガー　合田正人
976 もてるための哲学　小川仁志